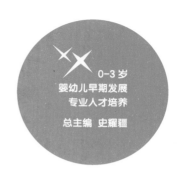

0-3 岁
婴幼儿早期发展
专业人才培养

总主编 史耀疆

0—3 岁
婴幼儿保育

关宏岩　李荣萍◎主编

刘爱华　谢　丹　关宏宇◎副主编

U0381499

华东师范大学出版社
·上海·

图书在版编目(CIP)数据

0—3岁婴幼儿保育/关宏岩,李荣萍主编.—上海:华
东师范大学出版社,2021
(0—3岁婴幼儿早期发展专业人才培养)
ISBN 978-7-5760-1932-2

Ⅰ.①0⋯　Ⅱ.①关⋯②李⋯　Ⅲ.①婴幼儿—哺育
Ⅳ.①R174

中国版本图书馆 CIP 数据核字(2021)第 217591 号

"0—3岁婴幼儿早期发展专业人才培养"丛书

0—3 岁婴幼儿保育

主　　编　关宏岩　李荣萍
项目编辑　蒋　将
特约审读　陈晓红
责任校对　黄　燕　时东明
版式设计　宋学宏
封面设计　卢晓红

出版发行　华东师范大学出版社
社　　址　上海市中山北路 3663 号　邮编 200062
网　　址　www.ecnupress.com.cn
电　　话　021-60821666　行政传真 021-62572105
客服电话　021-62865537　门市(邮购)电话 021-62869887
地　　址　上海市中山北路 3663 号华东师范大学校内先锋路口
网　　店　http://hdsdcbs.tmall.com

印 刷 者　上海昌鑫龙印务有限公司
开　　本　787×1092　16 开
印　　张　9.5
字　　数　190 千字
版　　次　2022 年 3 月第 1 版
印　　次　2022 年 3 月第 1 次
书　　号　ISBN 978-7-5760-1932-2
定　　价　39.00 元

出 版 人　王　焰

编 委 会

目　录

总　序

2014 年 3 月，本着立足陕西、辐射西北、影响全国的宗旨，形成应用实验经济学方法探索和解决农村教育均衡发展等问题的研究特色，致力于推动政策模拟实验研究向政府和社会行动转化，从而促成教育均衡的发展目标，陕西师范大学教育实验经济研究所（Center for Experimental Economics in Education at Shanxi Normal University，简称 CEEE）正式成立。CEEE 前身是西北大学西北社会经济发展研究中心（Northwest Socioeconomic Development Research Center，简称 NSDRC），成立于 2004 年 12 月。CEEE 也是教育部、国家外国专家局"高等学校学科创新引智计划——111 计划"立项的"西部贫困地区农村人力资本培育智库建设创新引智基地"、北京师范大学中国基础教育质量监测协同创新中心的合作平台。自成立以来，CEEE 瞄准国际学术前沿和国家重大战略需求，面向社会和政府的需要，注重对具体的、与社会经济发展和人民生活密切相关的实际问题进行研究，并提出相应的解决方案。

过去 16 年，NSDRC 和 CEEE 的行动研究项目主要涵盖五大主题："婴幼儿早期发展""营养、健康与教育""信息技术与人力资本""教师与教学"和"农村公共卫生与健康"。围绕这五大主题，CEEE 开展了累计 60 多项随机干预实验项目。这些随机干预实验项目旨在探索并验证学术界的远见卓识，找到改善农村儿童健康及教育状况的有效解决方案，并将这些经过验证的方案付诸实践、推动政策倡导，切实运用于解决农村儿童面临的健康和教育挑战。具体来看，"婴幼儿早期发展"项目旨在通过开创性的研究探索能让婴幼儿终生受益的"0—3 岁儿童早期发展干预方案"；"营养、健康与教育"项目旨在解决最根本阻碍农村学生学习和健康成长的问题：贫血、近视和寄生虫感染等；"信息技术与人力资本"项目旨在将现代信息技术引入农村教学、缩小城乡数字化鸿沟；"教师与教学"项目旨在融合教育学和经济学领域的前沿研究方法，改善农村地区教师的教学行为、提高农村较偏远地区学校教师的教学质量；"农村公共卫生与健康"项目旨在采用国际前沿的"标准化病人法"测量农村基层医疗服务质量，同时结合新兴技术探索提升基层医疗服务质量的有效途径。

从始至今，CEEE 开展的每个项目在设计以及实施中都考虑项目的有效性，使用成熟和前沿的科学影响评估方法，严谨科学地评估每一个项目是否有效、为何有效以及如何改进。

在通过科学的研究方法了解了哪些项目起作用、哪些项目作用甚微后，我们会与政策制定者分享这些结果，再由其推广已验证有效的行动方案。至今，团队已发表论文230余篇，累计120余篇英文论文被SCI/SSCI期刊收录，80余篇中文论文被CSSCI期刊收录；承担了国家自然科学基金重点项目2项，省部级和横向课题50多项；向国家层面和省级政府决策层提交了29份政策简报并得到采用。除此之外，CEEE的科学研究还与公益相结合，十几年来在上述五大研究领域开展的项目累计使数以万计的儿童受益：迄今为止，共为农村儿童发放了100万粒维生素片，通过随机干预实验形成的政策报告推动了3300万名学生营养的改善；为农村学生提供了1700万元的助学金；在800所学校开展了计算机辅助学习项目；为6000户农村家庭提供婴幼儿养育指导；为农村学生发放了15万副免费眼镜；通过远程方式培训村医600人；对数千名高校学生和项目实施者进行了行动研究和影响评估的专业训练……CEEE一直并将继续坚定地走在推动农村儿童健康和教育改善的道路上。

在长期的一线实践和研究过程中，我们认识到要提高农村地区的人力资本质量需从根源着手或是通过有效方式，为此，我们持续在"婴幼儿早期发展"领域进行探索研究。国际上大量研究表明，通过对贫困家庭提供婴幼儿早期发展服务，不仅在短期内能显著改善儿童的身体健康状况，促进其能力成长和学业表现，而且从长期来看还可以提高其受教育程度和工作后的收入水平。但是已有数据显示，中低收入国家约有2.49亿5岁以下儿童面临着发展不良的风险，中国农村儿童的早期发展情况也不容乐观。国内学者的实证调查研究发现，偏远农村地区的婴幼儿早期发展情况尤为严峻，值得关注。我国政府也已充分意识到婴幼儿早期发展问题的迫切性和重要性，接连出台了《国家中长期教育改革和发展规划纲要（2010－2020年）》《国家贫困地区儿童发展规划（2014－2020年）》《国务院办公厅关于促进3岁以下婴幼儿照护服务发展的指导意见》（2019年5月）、《支持社会力量发展普惠托育服务专项行动实施方案（试行）》（2019年10月）和《关于促进养老托育服务健康发展的意见》（2020年12月）。然而，尽管政府在推进婴幼儿早期发展服务上作了诸多努力，国内婴幼儿早期发展相关的研究者和公益组织在推动婴幼儿早期发展上也作了不容忽视的贡献，但是总体来看，我国的婴幼儿早期发展仍然存在五个缺口，特别是农村地区：第一，缺认识，即政策制定者、实施者、行动者和民众缺乏对我国婴幼儿早期发展问题及其对个人、家庭、社会和国家长期影响的认识；第二，缺人才，即整个社会缺少相应的从业标准，没有相应的培养体系和认证体系，也缺少教师/培训者的储备以及扎根农村从业者的人员储备；第三，缺证据，即缺少对我国婴幼儿早期发展的问题和根源的准确理解，缺少回应我国婴幼儿早期发展问题的政策/项目有效性和成本收益核算的影响评估；第四，缺方法，即缺少针对我国农村婴幼儿早期发展面临的问题和究其根源的解决方案，以及基于作用机制识别总结出的、被验证的、宜推广的操作步骤；第五，缺产业，即缺少能够系统、稳定输出扎根农村的婴幼儿早期发展服务人才的职业院校或培训机构,以及可操作、可复制、可持续发展的职业院校/培训机构模板。

自国家政策支持社会力量发展普惠托育服务以来,已经有多方社会力量积极进入到了该行业。国家托育机构备案信息系统自 2020 年 1 月 8 号上线以来,截至 2021 年 2 月 1 日,全国规范化登记托育机构共 13477 家。但是很多早教机构师资都是由自身培训系统产出,不仅培训质量难以保证,而且市场力量的介入加重了家长的焦虑(经济条件不好的家庭可能无法接触到这些早期教育资源,经济条件尚可的家庭有接受更高质量的早教资源的需求),这都使得儿童早期发展的前景堪忧。此外,市面上很多早教资源来源于国外(显得"高大上",家长愿意买单),但这并非本土适配的资源,是否适用于中国儿童有待商榷。最后,虽然一些高校研究机构及各类社会力量都已提供了部分儿童早期发展服务人员,但不管从数量上,还是从质量(科学性、实用性)上,现阶段的人才供给都还远不能满足社会对儿童早期发展人才的需求。

事实上,由于自大学本科及研究生等更高教育系统产出的婴幼儿早期发展专业人才很难扎根农村为婴幼儿及家长提供儿童早期发展服务,因此,从可行性和可落地性的角度考虑,开发适用于中职及以上受教育程度的婴幼儿早期发展服务人才培养的课程体系和内容成为我们新的努力方向。2014 年 7 月起,CEEE 已经开始探索儿童早期发展课程开发并且培养能够指导农村地区照养人科学养育婴幼儿的养育师队伍。项目团队率先组织了 30 多位教育学、心理学和认知科学等领域的专家,结合牙买加在儿童早期发展领域进行干预的成功经验,参考联合国儿童基金会 0-6 岁儿童发展里程碑,开发了一套适合我国农村儿童发展需要、符合各月龄段儿童心理发展特点和规律、以及包括所研发的 240 个通俗易懂的亲子活动和配套玩具材料的《养育未来:婴幼儿早期发展活动指南》。在儿童亲子活动指导课程开发完成并成功获得中美两国版权认证后,项目组于 2014 年 11 月在秦巴山区四县开始了项目试点活动,抽调部分计生专干将其培训成养育师,然后由养育师结合项目组开发的亲子活动指导课程及玩教具材料实施入户养育指导。评估结果发现,该项目不仅对婴幼儿监护人养育行为产生了积极影响,而且改善了家长的养育行为,对婴幼儿的语言、认知、运动和社会情感方面也有很大的促进作用:与没有接受干预的婴幼儿相比(即随机干预实验中的"反事实对照组"),接受养育师指导的家庭婴幼儿认知得分提高了 12 分。该套教材于 2017 年被国家卫生健康委干部培训中心指定为"养育未来"项目指定教材,且于 2019 年被中国家庭教育学会推荐为"百部家庭教育指导读物"。2020 年 CEEE 将其捐赠予国家卫生健康委人口家庭司,以推进未来中国 3 岁以下婴幼儿照护服务方案的落地使用。此外,考虑到如何覆盖更广的人群,我们先后进行了"养育中心模式"服务和"全县覆盖模式"服务的探索。评估发现有效后,这些服务模式也获得了广泛的社会关注和认可。其中,由浙江省湖畔魔豆公益基金会资助在宁陕县实现全县覆盖的"养育未来"项目成功获选 2020 年世界教育创新峰会

(World Innovation Summit for Education,简称 WISE)项目奖,成为全球第二个、中国唯一的婴幼儿早期发展获奖项目。

自 2018 年起,CEEE 为持续助力培养 0—3 岁婴幼儿照护领域的一线专业人才,联合多方力量成立了"婴幼儿早期发展专业人才(养育师)培养系列教材"编委会,以婴幼儿早期发展引导员的工作职能要求为依据,同时结合国内外儿童早期发展服务专业人才培养的课程,搭建起一套涵盖"婴幼儿心理发展、营养与喂养、保育、安全照护、意外伤害紧急处理、亲子互动、早期阅读"等方面的课程培养体系,并在此基础上开发这样一套专业科学、经过"本土化"适配、兼顾理论与实操、适合中等受教育程度及以上人群使用的系列课程和短期培训课程,用于我国 0—3 岁婴幼儿照护服务人员的培养。该系列课程共 10 门教材:《0—3 岁婴幼儿心理发展基础知识》与《0—3 岁婴幼儿心理发展观察与评估》侧重呈现婴幼儿心理发展基础知识与理论以及对婴幼儿心理发展状况的日常观察、评估及相关养育指导建议等,建议作为该系列课程的基础内容首先进行学习和掌握;《0—3 岁婴幼儿营养与喂养》与《0—3 岁婴幼儿营养状况评估及喂养实操指导》侧重呈现婴幼儿营养与喂养的基础知识及身体发育状况的评估、喂养实操指导等,建议作为系列课程第二阶段学习和掌握的重点内容;《0—3 岁婴幼儿保育》、《0—3 岁婴幼儿保育指导手册》与《婴幼儿安全照护与伤害的预防和紧急处理》侧重保育基础知识的全面介绍及配套的练习操作指导,建议作为理解该系列课程中婴幼儿心理发展类、营养喂养类课程之后进行重点学习和掌握的内容;此外,考虑到亲子互动、早期阅读和家庭指导的重要性,本系列课程独立成册 3 门教材,分别为《养育未来:婴幼儿早期发展活动指南》、《0—3 岁婴幼儿早期阅读理论与实践》、《千天照护:孕婴营养与健康指导手册》,可在系列课程学习过程当中根据需要灵活穿插安排其中即可。这套教材不仅适合中高职 0—3 岁婴幼儿早期教育专业授课使用,也适合托育从业人员岗前培训、岗位技能提升培训、转岗转业培训使用。此外,该系列教材还适合家长作为育儿的参考读物。

经过三年多的努力,系列教材终于成稿面世,内心百感交集。此系列教材的问世可谓恰逢其时,躬逢其盛。我们诚心寄望其能为贯彻党的十九大报告精神和国家"幼有所育"的重大战略部署,指导家庭提高 3 岁以下婴幼儿照护能力,促进托育照护服务健康发展,构建适应我国国情的、本土化的 0—3 岁婴幼儿照护人才培养体系,提高人才要素供给能力,实现我国由人力资源大国向人力资源强国的转变贡献一份微薄力量!

史耀疆

陕西师范大学

教育实验经济研究所所长

2021 年 9 月

前　言

保育是婴幼儿得以生存与健康成长的重要保证,0—3岁婴幼儿保育一直被当作婴幼儿早期发展工作的重要内容。2019年5月,《国务院办公厅关于促进3岁以下婴幼儿照护服务发展的指导意见》(国办发〔2019〕15号)将加强对家庭的婴幼儿早期发展指导,为家长及婴幼儿照护者提供婴幼儿早期发展指导服务,增强家庭的科学育儿能力作为重点内容。

为提高婴幼儿照养人(包括家长,养育师、月嫂、育婴师等婴幼儿照护服务人员)的科学育儿能力,陕西师范大学教育实验经济研究所(CEEE)史耀疆教授率领其团队开展了系列教材的编制工作。新时期,婴幼儿照养人对婴幼儿保育和指导提出了更高的需求。通过梳理婴幼儿保育类教材,我们发现婴幼儿保育的内容大多同时囊括了婴幼儿生长发育、营养、喂养、日常照料、常见病防治与护理、清洁消毒、心理行为等诸多专业和学科范畴,存在课程内容过于庞杂且不够系统全面等突出问题,很难满足中专及以上各类职业教育学校的养育师、婴幼儿发展引导员等职种的人才培养的需要。所以,在该系列丛书的框架设置中,将婴幼儿营养与喂养、生长发育、安全照护、亲子活动等内容均独立编写成册。《0—3岁婴幼儿保育》作为该系列教材的基础性课程内容之一,主要侧重保育基础知识的全面介绍,同时我们还编写了《0—3岁婴幼儿保育指导手册》作为配套的实习教材一起使用,希望帮助未来的婴幼儿照护相关的服务人员,不仅了解保育的理论知识,同时可以熟练掌握保育的实操技术。

本书分为七章,对婴幼儿保育的定义和重要性进行了概述,并结合婴幼儿各系统生理特点,介绍了常见疾病和常见传染病的家庭护理与预防;日常照料的重要内容;以及眼、口腔和耳鼻喉的五官发育特点和保健要点,同时也对托育机构的卫生保健制度进行了简要介绍。具体包括:

第一章:0—3岁婴幼儿保育概述,主要介绍婴幼儿保育的概念、内容和特点,婴幼儿保育的国内外实践和主要任务等。

第二章:0—3岁婴幼儿各系统生理特点及照护要点,包括呼吸、消化、循环、泌尿、神经、内分泌、运动、免疫和感觉系统,新生儿时期的特殊生理现象及照护要点。

第三章:0—3岁婴幼儿日常照料,主要介绍婴幼儿的生活环境、睡眠照料、排便和如厕照料、日常清洁卫生照料,以及婴幼儿运动促进和作息安排等。

第四章：0—3岁婴幼儿五官保健，主要包括眼及视力保健、耳及听力保健、鼻保健、咽喉保健，以及口腔保健等。

第五章：0—3岁婴幼儿常见疾病的家庭护理及预防，包括营养性缺铁性贫血、维生素D缺乏性佝偻病和单纯性肥胖等营养性疾病；上呼吸道感染和支气管肺炎等呼吸系统疾病；腹泻、便秘等肠道疾病；痱子、湿疹和尿布皮炎等皮肤疾病的家庭护理及预防。

第六章：0—3岁婴幼儿常见传染病的家庭护理及预防，主要介绍了传染病的分类和婴幼儿传染病的预防，重点介绍了水痘、猩红热和婴幼儿急疹等常见呼吸道传染病；手足口病、秋季腹泻等肠道传染病的家庭护理与预防措施。

第七章：托育机构的卫生保健制度，包括托育机构的婴幼儿健康管理措施，托育机构的传染病疫情报告与隔离制度，托育机构的环境卫生、个人卫生、预防性消毒，也包括传染病、常见疾病等情况下的特殊消毒措施。

本书的编写凝聚了儿童保健、儿科、护理等婴幼儿保育相关专家的智慧和经验，在编写、反复修改和完善的过程中，得到了陕西师范大学李英博士和王晨路助理的大力支持，在此一并感谢。我们希望通过本书对保育基础知识的系统全面和通俗易懂的呈现，让广大婴幼儿保育相关从业人员可以更好地指导和服务广大婴幼儿家庭。

编　者
2020 年 12 月

第一章

0—3岁婴幼儿
保育概述

内 容 框 架

```
                                                    ┌ 保育的字面含义
                          ┌─ 0-3岁婴幼儿保育的定义  │ 不同时期的保育概念
                          │                        │ 广义和狭义的保育概念
                          │                        └ 保育与教育的关系
                          │
                          │                        ┌ 婴幼儿保育的目标、对象与场所
0-3岁婴幼儿保育概述  ─────┤─ 0-3岁婴幼儿保育工作的  │ 婴幼儿保育的主要内容
                          │  内容及特点             └ 婴幼儿保育的特点
                          │
                          │                        ┌ 国外的实践行动
                          └─ 0-3岁婴幼儿保育工作的  │ 我国的实践行动
                             国内外实践和主要任务    └ 我国婴幼儿保育工作的主要任务
```

学 习 目 标

1. 理解 0—3 岁婴幼儿保育的定义和内涵；

2. 掌握 0—3 岁婴幼儿保育工作的内容与特点；

3. 了解 0—3 岁婴幼儿保育工作的国内外实践与主要任务。

  0—3 岁是婴幼儿体格发育和神经系统发育最迅速的时期，也是儿童较为脆弱的时期，一旦照顾不当，容易使婴幼儿产生多种疾病问题，对儿童的健康造成伤害，甚至影响儿童一生的健康。因此，主要照养人应该对 3 岁以下的婴幼儿给予精心的照顾和培养，以帮助其获得良好的生理、心理和社会能力的全面发展。

  由于 3 岁以下婴幼儿的大部分时间是在家庭中生活和成长，家长对婴幼儿照护负主体责任，为 3 岁以内婴幼儿提供监护抚养是每个父母的法定责任和义务。因此，本章节针对 0—3 岁婴幼儿保育的内容也本着"家庭为主、托育补充"的原则进行介绍。

第一节　0—3岁婴幼儿保育的定义

一、保育的字面含义

从古代甲骨文"保"的字形来看,就像一个人背着一个孩子(见图1-1-1),有护养、看守住之意。"育"的字形,像一位母亲生孩子。上为"母"及头上的装饰,下为倒着的"子"(见图1-1-2),有生养、生儿育女之意。

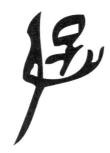

图1-1-1　甲骨文"保"

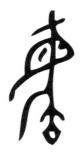

图1-1-2　甲骨文"育"

根据《新华词典》《人口科学大辞典》对"保育"一词的解释,"保育"是指精心照顾幼儿,使其好好成长。而从单字角度进行解释,"保"是指看守住,保护着不让其受到损害;"育"则有哺育、培育、抚育和养育之意。

二、不同时期的保育概念

保育的概念最早是从"托儿"演变过来的。从字面上解释"托儿"有托付儿童的意思,"托儿"曾经是指家庭因母亲就业或生病等各种情况不能照看儿童时,由家庭以外的保育机构来保护儿童。因此,过去的保育概念侧重于代替父母照顾的托育性质的服务。

如今,随着家庭和父母对婴幼儿早期发展的重视和需求与日俱增,越来越多的家庭想寻求更为科学和精细的婴幼儿照护指导。同时,以促进婴幼儿早期发育健康和发展水平为目的,接受早期发展服务的情况也越来越普遍。因此,保育也可以定义为,保育相关专业技术人员/专业机构为父母和家庭提供的适合婴幼儿生长发育需求的养育照护指导服务。

三、广义和狭义的保育概念

保育有广义和狭义之分。狭义来讲,保育概念通常是指婴幼儿的日常照料和卫生保健及护理等内容,是以对家庭或集体机构内的婴幼儿提供疾病防治为主要目标的综合性卫生保健措施,目的是减少疾病的发生风险,促进婴幼儿的健康发展。而其对应的广义概念,则认为保育包含保健和教育两方面,将保育视作一种促进婴幼儿健康发展的教养活动。

四、保育与教育的关系

尽管广义的保育概念里既有保健,又有教育。但一般来说,保育更偏重于生理方面,指为儿童提供身体健康、卫生防疫、饮食防疫、生活照料、安全保护等。教育主要是偏重感知觉器官的信息刺激,比如让儿童听音乐、阅读图书、做游戏、玩玩具、观察大自然等。

同时,保育包括对婴幼儿身体、心理和社会适应能力的保护和培养。0—3岁婴幼儿养育照护的原则是保育为主,保教融合。因此,0—3岁婴幼儿的保育与教育应该是一个整体、系统的工程。在此基础上,遵循儿童的身心发展规律和特点,充分保障婴幼儿的健康发育和良好发展已成为婴幼儿保育的首要任务。

综上所述,保育的概念主要是指家庭照养人或其他保育人员为婴幼儿的生存和发展提供环境以及物质条件,给予精心的养育和照护,以保护和促进婴幼儿的健康发育和良好发展,使婴幼儿的独立生活的能力逐渐增强。

需要指出的是,在本系列丛书中,对婴幼儿早期教育的相关内容已单独设立分册。因此,在本书中如无特别说明,一般是针对狭义的保育概念所包含的重点内容。

第二节　0—3岁婴幼儿保育工作的内容及特点

2015年,联合国《2030年可持续发展目标议程》首次将儿童早期发展纳入相关发展目标,尤其强调0—3岁是儿童早期发展的关键时期。作为儿童早期发展的重要内容,婴幼儿保育工作正在受到世界各国政府的高度重视。

一、0—3 岁婴幼儿保育的目标、对象与场所

(一) 保育目标

根据世界卫生组织对健康的定义,健康不仅仅是没有疾病,而是人在身体、心理和社会能力都能处于完好状态。因此,从保育的概念来看,婴幼儿保育的目标是为了保护和促进婴幼儿健康发展,涉及婴幼儿的体格发育、心理和社会适应力等多个方面。

(二) 保育的参与对象

从保育的参与对象来看,婴幼儿保育不仅涉及 0—3 岁婴幼儿本身,父母、祖父母等主要家庭照养人,还涉及托幼机构的保育员和幼教老师,早期教育机构的早教老师,社会上提供上门保育服务的月嫂、保姆和育婴师等,以及为家庭提供养育照护指导的保育相关专业人员,如儿科医生、儿童保健医生、婴幼儿早期发展服务相关专业人员等。

(三) 保育的场所

从活动场所来看,保育的场所包括家庭、托幼机构、早期教育机构和社区儿童活动中心等。

二、0—3 岁婴幼儿保育的主要内容

从内容来看,与早期教育相比,0—3 岁婴幼儿保育具有一定独特性。为了保护和促进 0—3 岁婴幼儿的健康,保育的内容更侧重于营养和卫生保健,主要包括了营养喂养、生活照料、疾病护理和预防以及安全防护与急救等技能。

2021 年 1 月,国家卫健委发布《托育机构保育指导大纲(试行)》(国卫人口发〔2021〕2 号),将营养与喂养、睡眠、生活与卫生习惯以及动作、语言、认知、情感与社会性发展等多个方面作为托育机构的主要保育内容。

因此,从儿童健康保障出发,0—3 岁婴幼儿保育的主要内容包括以下四方面:科学喂养、日常照护、常见病预防、安全照护与伤害预防。这些保育内容对充分保障婴幼儿的健康成长具有十分重要的作用,而在儿童发展促进方面,本系列教材已经单设分册介绍相关内容,本书不再重复。

(一) 科学喂养

0—3 岁是婴幼儿脑发育最为快速的时期,也是脑发育的黄金期。若该时期婴幼儿能够获得充足的营养,将为婴幼儿的脑发育提供重要的物质基础和保障。生命最初 1 000 天,也

就是从怀孕到 2 周岁这个阶段是营养素影响儿童体格生长、认知以及未来学业的关键敏感期。这意味着，一旦错过关键期，即便后天弥补，营养不良对儿童健康和发展的影响也将无法逆转。例如，在尼泊尔的一项研究显示，产前补充铁和叶酸有助于学龄期儿童获得较好的大脑认知能力的发展，但如果出生后 12—35 月龄才给儿童补充铁和叶酸，对其认知能力的提升并没有多大作用[①]。

因此，科学喂养、合理营养也被视为促进婴幼儿早期发展的重要手段，照养人应科学喂养，如母乳喂养到 2 岁及以上、满 6 月龄时及时合理添加辅食等，为婴幼儿提供充足、均衡的营养，充分满足婴幼儿发展的营养需求，同时强调顺应喂养，培养婴幼儿良好的饮食行为和习惯。

（二）日常照护

日常照护主要包括为婴幼儿提供良好的睡眠、盥洗、个人卫生、户外活动等生活照料，保证婴幼儿的日常作息规律。精心的日常照护对培养良好的儿童卫生习惯、健康的生活方式都将发挥至关重要的作用。同时，照养人还要重视回应性照护，在日常喂养、玩耍等养育活动中，进行积极的亲子互动，建立亲密的依恋关系，让婴幼儿获得充分的安全感，从而可以自由探索周围世界。

回应性照护需要给儿童提供温暖、稳定、回应及时的学习环境，要及时、快速、恰当地对幼儿的需求作出反应[②]。婴幼儿与照护者之间的积极互动非常重要，这直接影响到儿童早期依恋和信任的形成。幼儿与照养者之间建立信任关系是幼儿认识自己和他人的基础，会影响其一生与他人的关系。

（三）常见疾病预防

儿童健康是全民健康的基础，是经济社会可持续发展的重要保障。婴幼儿时期是人类容易患病的脆弱时期，因此，做好婴幼儿常见疾病的预防具有重要意义。

婴幼儿常见疾病主要包括贫血、佝偻病等营养性疾病，上呼吸道感染、肺炎等呼吸系统疾病以及腹泻等消化道疾病，还包括常见的传染性疾病，如手足口病、猩红热等。

照养人应该带婴幼儿到社区卫生中心（乡村卫生室）定期接受国家提供的免费体检、计划免疫接种等基本公共卫生服务。同时，照养人是儿童健康的第一责任人，需要提高自身对婴幼儿健康知识的认知水平，掌握婴幼儿时期的常见病（包括传染性疾病）的预防和家庭保健护理措施。

---

① Parul Christian. Prenatal Micronutrient Supplementation and Intellectual and Motor Function in Early School～Aged Children in Nepal[J]. JAMA. 2010；304(24)：2716－2723.
② 琼·芭芭拉. 婴幼儿回应式养育理论[M]. 牛君丽，译. 北京：中国轻工业出版社，2020.

(四)安全照护与伤害预防

世界卫生组织报告显示,伤害是世界各国0—14岁儿童死亡的首要原因,全世界每年有90万左右儿童因"意外"伤害死亡,并占儿童死亡率的20%以上,同时也是儿童致残的主要原因。据不完全统计,我国每年因伤害而死亡的儿童人数是7万—20万,伤害数量不详,但如果参照国际上的儿童伤害发生率,按照我国0—18岁人口2.5亿来测算,每年会有2 500万左右儿童因为意外伤害就诊。

0—3岁婴幼儿由于好奇心强、缺乏安全意识以及身心发展还不完善,更容易发生安全照护问题。常见的伤害类型主要包括跌落伤、异物气管窒息、烫伤和交通意外等。因此,家庭照养人和保育员或早教老师必须掌握日常的婴幼儿安全照护常识,将安全作为婴幼儿养育照护的首要原则,注意居室安全、喂养进食安全、户外出行安全等诸多方面,避免婴幼儿在生命早期发生不可逆转的重大身体伤害。同时,照养人还要为婴幼儿提供充满呵护和爱的养育环境,坚决杜绝忽视和虐待等现象的发生。

需要指出的是,本书属于养育师系列教材课程之一,按照该系列教材的整体框架,本书的保育内容,主要介绍婴幼儿的日常照料、五官保健、常见病的家庭护理与预防以及托育机构卫生保健制度等。而0—3岁婴幼儿营养与科学喂养、生长发育、安全照护和伤害预防、心理发展及教育等内容将在该系列其他教材中重点呈现。

三、0—3岁婴幼儿保育的特点

0—3岁婴幼儿保育强调自然养育,也就是要顺应婴幼儿的发展规律和需求,强调日常生活环境是婴幼儿发展的最适宜、最充足的资源,情感和关爱是养育的核心。0—3岁婴幼儿保育的特点主要体现在以下三方面:

(一)保育为主,保教融合

保育是侧重于对0—3岁婴幼儿身心发育、发展的关心、照顾和保健护理,而教育是指有目的、有计划地对婴幼儿施加感知觉、认知、语言、情感和社会性发展等方面的影响。

0—3岁是人生中最稚嫩的时期。婴幼儿首先需要照养人的生活照料和情感呵护。这意味着不仅要在饮食起居上用心照顾婴幼儿,更要在情感上满足他们,促进婴幼儿身体与心理的健康发展。而教育应在提供适宜的情感满足、生活照料的基础上,关注婴幼儿的发展规律和个体差异,促进婴幼儿的充分发展。因此,0—3岁婴幼儿保育应强调保育为主,保教融合。

(二) 早期启蒙来源于日常生活

与参与有组织、有计划的早期学习活动相比,0—3 岁婴幼儿在日常生活中与照养人之间的互动更符合婴幼儿身心发展特点,更有利于其长期健康成长。因此,日常生活中的养育活动是其早期启蒙的重要来源。

首先,在 0—3 岁婴幼儿的日常生活中,日常喂养和睡眠照护等养育活动过程都为婴幼儿早期启蒙提供了重要的来源。在日常喂养、盥洗和换尿布等家庭照料中,通过目光、表情和声音、肢体动作等进行良好的亲子互动和交流,有助于婴幼儿与照养人早期依恋关系的建立和婴幼儿语言能力等方面的发展。而照养人每天在婴幼儿入睡前固定提供愉悦的亲子阅读、哼唱摇篮曲等养育活动,也为婴幼儿的社会情感发展、安全感的建立奠定了重要基础。

其次,婴幼儿的认知发展特点决定了他们需要通过直接感知的生活经历来了解和认识这个世界。例如,通过每天的户外活动,婴幼儿可以感受四季花草树木的变化从而认识它们。因此,照养人从这些生活事件中为婴幼儿提供早期学习的机会,既可以使婴幼儿感到亲切、熟悉,又符合他们的心理特点,从而获得更好的早期启蒙。

(三) 树立安全第一的理念

婴幼儿自身抵御危险的能力非常低,"意外"伤害是造成婴幼儿死亡的最大杀手。而照养人安全照护意识薄弱和知识匮乏是婴幼儿发生危险的主要原因,每个照养人都应树立"安全第一"的理念,提高安全意识,预防婴幼儿伤害事故的发生,并掌握安全自救的知识。

无论是在家里、户外,还是在托育机构,照养人必须选取安全的材料、途径和方法,尽可能预防婴幼儿伤害事故的产生。在日常养育的过程中,照养人还应注重对婴幼儿进行安全知识教育,使婴幼儿初步了解日常活动中须注意的安全事项,逐步树立安全观念。

另外,在婴幼儿能够接受的前提下,注重婴幼儿身体活动和体能的训练,达到强身健体的目的,为其自我保护提供必要的条件。

第三节　0—3 岁婴幼儿保育工作的国内外实践和主要任务

国际社会一直非常重视 0—3 岁婴幼儿保育工作。

1989 年,在联合国颁布的《儿童权利公约》中提出,养育儿童是国家和家庭不可推卸的责任和义务，这是儿童应享有的权利。

2001 年 9 月联合国大会召开儿童特别会议，形成了三点共识：1. 每个儿童都应该有一个最佳人生开端；2. 每个儿童都应接受良好的基础教育；3. 每个儿童都应有机会充分挖掘自身潜能，成为一名有益于社会的人。

联合国秘书长呼吁："当今世界，没有任何一个问题比全球儿童的未来更紧迫、更具代表性，为创造一个更有利于儿童成长的环境，国际社会必须密切合作。"

2016 年《柳叶刀》儿童早期发展系列专刊再次强调了儿童早期发展的重要性，首次提出要提供高质量的养育照护，尤其是对 3 岁以下儿童[①]。同时，在 2007 年和 2011 年的《柳叶刀》儿童早期发展系列专刊的证据结论与措施建议的基础上，强调要以卫生为切入点，为广大婴幼儿提供以卫生和营养为基础的养育照护，这些都充分体现了 0—3 岁婴幼儿保育工作对实现婴幼儿早期发展的重要性。

根据最新估算，全球中低收入国家中，仍有 2.79 亿 5 岁以下儿童因生长迟缓（stunting）和极端贫困（extreme poverty）而无法实现其发展潜能，其中我国有 1 700 万，位居世界第二位[②]。婴幼儿早期发展促进的目标是减少婴幼儿早期发展面临的风险，帮助儿童实现其发展潜能。根据发展潜能的定义，当儿童获得发展能力，在学业、社会情感和经济上取得一定成就时，就视为其实现了发展潜能。很多因素都会影响这些能力的获取，包括健康、营养、安全、回应性照护和早期学习的机会等因素。这些因素相互作用，在儿童发展过程中相辅相成。因此，这些影响婴幼儿能力获取的因素也都成为养育照护的核心要素。

一、国外的实践行动

世界上许多发达国家早在 20 世纪二三十年代就提出了从婴儿一出生就需要对他们进行科学养育的观点，婴幼儿早期发展已经成为这些国家提高人口素质的重要国策。比如，德国早在 20 世纪 30 年代就明确了 2—6 岁儿童的教育机构为学前教育机构；苏联从 20 世纪 60 年代起就主张把学前教育的起始年龄向下延伸，从婴儿出生的第一年起就有目的、有计划、有组织地从感官训练入手对其开展教育活动。

（一）美国"开端计划"

"开端计划"（Head Start）发起于 1965 年，是由美国政府基金资助的以社区为基础、迄今

---

① Black M. M, Walker S. P, Fernald L. H et al. Advancing Early Childhood Development: From Science to Scale[J]. The Lancet，2016.

② Black M. M, Walker S. P, Fernald L. H et al. Advancing Early Childhood Development: From Science to Scale[J]. The Lancet，2016.

为止规模最大的早期儿童发展项目。至 2005 年,"开端计划"已经在 40 年间共为 2 300 多万名儿童提供了包括早期教育、婴幼儿保健在内的各种综合性服务,产生了十分重要的影响。

"开端计划"兴起于美国的民权时代,是"反贫困之战"的产物。20 世纪 60 年代,美国有很多家庭处于贫困状态中,他们在教育、工作、卫生、保健等社会服务方面都受到了不公平的待遇。在这种社会背景下,联邦政府提出了一种补偿计划:开端计划,即通过关注儿童的早期发展,增加弱势群体受教育的机会,消除贫困的恶性循环。1969 年,"开端计划"的管理工作从经济发展办公室转至当时的美国卫生、教育和福利部,同时把非贫困儿童也纳入其服务范围。

应该说,"开端计划"的实施是美国政府以立法的形式促进婴幼儿早期发展机会均等的一次重要行动,其目的是缓解社会中存在的因社会经济地位不同而导致的社会不平等现象,解决教育公平性问题。对于我国当前倡导幼有所育而言,这种以立法的形式实施婴幼儿早期发展促进项目的做法,仍然非常值得我们借鉴。

(二) 其他发达国家和发展中国家的行动

英国政府从 1997 年开始发起了规模宏大的学前教育改革,其促进学前教育发展的政策和举措包括实施国家儿童保育战略;颁布《基础阶段教育(3—5 岁)课程指南》:建立婴幼儿早期发展与保育合作组织;启动"确保开端"方案;建立优质早期教养资源中心和教育行动区、健康行动区;批准法定带薪产假和父母假;建立儿童保育税收信用制度;改善托幼机构中成人与幼儿的比例;为托幼机构从业人员提供培训,促进其专业发展。

日本在 20 世纪 60 年代前后就开始颁布实施《母婴保健法》,保障儿童的健康,后来又陆续推出《食育基本法》等母婴营养行动以及婴儿教育计划。凭借政府对婴幼儿保育的一系列立法和专项行动,日本很快成为世界上婴儿死亡率最低的国家,并一直持续到今天。

加纳是第一个批准《儿童权利公约》的国家,根据世界儿童问题首脑会议通过的行动纲领(1990),加纳制定了题为"儿童不能等待"的国家行动方案,它确立了实施促进儿童生存、保护与发展世界宣言的行动计划。

世界银行在非洲的一些贫困国家进行了针对贫困社区和家庭的早期儿童发展试点项目,为 3 岁以下儿童提供计划免疫、营养补充、生长发育促进、养育活动等服务,同时也对家长进行教育,目的在于改变落后的育儿习俗,促进儿童身心健康发展。援助项目成效显著,让人们看到,改善儿童的早期保育和教育状况,改善儿童发展的机会,有助于消除贫困,促进社会进步。

以上各国的实践使我们看到,涵盖婴幼儿保育内容在内的婴幼儿早期发展促进工作,不仅在发达国家,在发展中国家也均已引起政府和社会的高度重视,它已经成为全世界切断贫困的代际传递,也是促进社会进步的重要策略之一。

二、我国的实践行动

改革开放后,我国经济发展取得了举世瞩目的成绩。然而,与美国、日本等发达国家相比,我国的婴幼儿早期发展项目实践直到20世纪90年代中期才陆续开展。

(一)"六婴跟踪"

1994年底,由北京市妇联与早期教育专家共同发起的"人生第一年:北京六婴成长跟踪指导行动"项目正式启动。研究者随机抽取6位刚出生的"元旦儿",由专家每个月上门指导家长的日常养育过程,全程进行潜能开发跟踪与指导。在这6位婴儿长到1岁的时候,通过了全国标准化发育工具的测试,结果显示,这些孩子的平均智商达到了142,而普通1岁孩子当时的平均智商为90。"六婴跟踪"的启示对我国早期教育的逐步兴起有着重要的意义。在此推动下,1996年,中国教育电视台策划推出了"万婴跟踪"栏目。

(二)儿童早期综合发展项目

从"六婴跟踪"项目实施以来,社会上儿童早期教育机构如雨后春笋般涌现,在一定程度上满足了家长对婴幼儿早期发展日益增长的需要,但受市场化、追求商业利益的驱使,出现了很多违背婴幼儿发育客观规律、拔苗助长的案例,婴幼儿早期发展行业亟待专业引导。

在此背景下,2004年至2006年,在联合国儿童基金会的支持下,我国卫生部与教育部首次合作,率先提出涵盖营养、健康、环境卫生与早期教育等内容在内的儿童早期综合发展的理念,并委托首都儿科研究所和北京师范大学作为国家级技术实施单位,在贵州、广西、江西、甘肃省9个项目县的贫困农村地区,实施儿童早期综合发展国际合作项目,通过开展婴幼儿早期发展的专业培训,提高了基层为家庭提供婴幼儿早期发展咨询指导的能力。同时,在农村建立社区儿童发展中心,由当地幼教老师或家长志愿者经过系统培训后,定期组织亲子活动,取得了很好的实施效果。

该项目作为我国卫生部和教育部的两部委首次合作,其成功实施在我国婴幼儿早期发展工作中具有划时代的重要意义,使得为家庭照养人提供婴幼儿保育指导成为儿童早期发展的重要内容。此后,国家卫生部先后实施了"母子系统保健项目"、"儿童早期发展促进项目",以及目前正在5省14个项目县实施的"母子健康综合发展"项目。同时,首都儿科研究所科研团队相继研发了"ABCD快乐育儿法"、"婴幼儿养育照护小组活动"等家庭养育指导适宜技术,并在全国进行示范推广。

2012年起,为有效改善婴幼儿贫血这一公共卫生问题,卫生部、财政部、全国妇联联合启动了"营养包改善行动",每年财政投入 4 亿多人民币,免费为贫困地区的 6—23 月龄的儿童提供营养包。2015 年,国家卫生健康委员会又在全国开展了"国家级儿童早期发展示范基地"的评选,目前为止,已经建立了 50 家国家级儿童早期发展示范基地,有效地促进和规范了各地婴幼儿早期发展工作。

（三）其他项目实践

从 2008 年以来,国务院发展研究基金会围绕国家反贫困与儿童发展主题已经连续主办了 6 届国际论坛,并在云南、贵州等地的贫困偏远农村地区开展了"慧智中国"项目,为当地 0—3 岁儿童家庭提供了营养包补充、亲子游戏等内容的入户家访指导,开展了很多卓有成效的工作。

近 10 年来,陕西师范大学教育实验经济研究所(CEEE)联合国内外科研机构在西北贫困地区实施了"养育未来"项目,该项目旨在改善农村贫困地区儿童早期发展状况,同时探索社区养育中心、家访服务以及二者相结合的干预模式,相关成果已经陆续发表,引起了较大的社会反响。其中,由浙江省湖畔魔豆公益基金会资助在陕西省宁陕县实现全县覆盖的"养育未来"项目成功获选 2020 年世界教育创新峰会(World Innovation Summit for Education,简称 WISE)项目奖,成为全球第二个、中国唯一的婴幼儿早期发展获奖项目。

三、我国 0—3 岁婴幼儿保育工作的主要任务

0—3 岁婴幼儿保育作为婴幼儿早期发展工作的重要内容之一,受到我国政府的高度重视。为提高儿童健康水平,依据《中华人民共和国母婴保健法》、《"健康中国 2030"规划纲要》、《中国儿童发展纲要(2011—2020 年)》,2018 年国家卫生健康委员会颁布的《健康儿童行动计划(2018—2020 年)》提出,要强化照养人是儿童健康第一责任人的理念,提高照养人在儿童健康方面的能力素养;以家庭、社区、托幼机构为重点,加大婴幼儿健康知识宣传力度;同时,要加强婴幼儿早期发展内涵建设、规范婴幼儿早期发展服务,促进婴幼儿早期发展均等化。

2019 年 4 月,《国务院办公厅关于促进 3 岁以下婴幼儿照护服务发展的指导意见》(国办发〔2019〕15 号)提出:3 岁以下婴幼儿照护服务是生命全周期服务管理的重要内容,事关婴幼儿健康成长,事关千家万户。同时,明确了各部门职责。其中,卫生健康部门负责组织制定婴幼儿照护服务的政策规范,协调相关部门做好对婴幼儿照护服务机构的监督管理,负责婴幼儿照护卫生保健和婴幼儿早期发展的业务指导。教育部门负责各类婴幼儿照护服务人才培养。

2019 年 10 月 16 日,国家卫生健康委员会又进一步组织制定了《托育机构设置标准(试

行》》和《托育机构管理规范(试行)》。其中,明确提出0—3岁婴幼儿托育服务要坚持婴幼儿优先的原则,尊重婴幼儿的成长特点和规律,最大限度地保护婴幼儿,确保婴幼儿的安全和健康,并将保育管理、健康管理和安全管理作为0—3岁托育机构管理规范的重要内容。

结合我国的实际情况,今后0—3岁婴幼儿保育工作的任务主要包括:

(一) 坚持政府主导,建立跨部门的合作与资源整合

0—3岁婴幼儿早期发展,需要营养、卫生、保健、教育、产休假和资金支持等多方面的内容,因此也就涉及国家卫健委、教育部、全国妇联、民政部等多个部门。上述各部门各司其职,各自侧重点不同。其中,卫生健康部门强调母婴保健和疾病防治安全照护等,教育部门强调学前教育,妇联强调家庭教育。因此,必须在政府主导下,探索跨部门合作与资源整合的婴幼儿早期发展服务体系。

(二) 依托社区,加强婴幼儿家庭的保育指导

家庭是0—3岁婴幼儿早期教养的主要场所。目前,我国3岁以下婴幼儿的入托率较低,90％以上都在家中进行养育。因此,需要重视和加强对婴幼儿家庭的保育指导。一方面,倡导社区对婴幼儿早期发展给予关注,动员社区资源为婴幼儿及其家庭服务,包括现场指导和新媒体等多种支持渠道。另一方面,组织开展多种形式的健康宣教和亲子活动,向0—3岁婴幼儿的照养人传播正确的育儿理念、育儿知识与育儿方法,改善照养人在日常照料、护理婴幼儿等方面的意识和行为,增长其育儿知识,提升其育儿能力,促进婴幼儿健康生活、快乐成长。

陈鹤琴先生认为做父母的应该有一种专门的技能、专门的知识,"要重视幼儿家庭教育的科学实验,幼儿的家庭教育应作为一门科学来研究和推广,普及儿童心理学和学前教育学的知识,使广大家长都能对自己的子女有个正确的培养目标和教育方法。"

(三) 加强专业队伍的培养

2003年,《育婴师国家职业标准》颁布,首次将育婴师视作专业人员,意义重大。但因文化起点低、就业准入制度难以实施等原因,育婴师的社会认可度不高。为此,《国务院办公厅关于促进婴幼儿照护服务的指导意见》强调要加强队伍建设。高等院校和职业院校(含技工院校)要根据需求开设婴幼儿照护相关专业,合理确定招生规模、课程设置和教学内容,将安全照护等知识和技能纳入教学内容,加快培养婴幼儿照护相关专业人才。将婴幼儿照护服务人员作为急需紧缺人员纳入培训规划。因此,规范行业准入标准,培养针对0—3岁婴幼儿保育的专业人才队伍,也是我国0—3岁婴幼儿保育工作的重要任务。

（四）加强弱势群体等重点人群的婴幼儿保育工作,促进社会公平

0—3 岁婴幼儿保育工作在经济落后、父母养育意识淡薄的地区开展起来较难。因此,婴幼儿保育应该重点关注农村贫困偏远地区 3 岁以下儿童以及留守流动儿童、残疾儿童等,减少贫困和社会经济阶层的代际传递和社会不公平。

本章图片来源

本章图片均由 CEEE 绘制。

本章主要参考文献

1. Parul Christian. Prenatal Micronutrient Supplementation and Intellectual and Motor Function in Early School～Aged Children in Nepal. [J]. JAMA. 2010, 304(24): 16 – 23.

2. Black M. M, Walker S. P, Fernald L. H et al. Advancing Early Childhood Development: From Science to Scale. [J]. The Lancet, 2016.

3. 琼·芭芭拉. 婴幼儿回应式养育理论[M]. 牛君丽,译. 北京:中国轻工业出版社,2020.

第二章

0—3岁婴幼儿生理特点及照护要点

呼吸系统 ┤ 呼吸系统的生理结构和功能
　　　　　└ 婴幼儿呼吸系统的生理特点及照护要点

消化系统 ┤ 消化系统的生理结构和功能
　　　　　└ 婴幼儿消化系统的生理特点及照护要点

循环系统 ┤ 循环系统的生理结构和功能
　　　　　└ 婴幼儿循环系统的生理特点及照护要点

泌尿系统 ┤ 泌尿系统的生理结构和功能
　　　　　└ 婴幼儿泌尿系统的生理特点及照护要点

神经系统 ┤ 神经系统的生理结构和功能
　　　　　└ 婴幼儿神经系统的生理特点及照护要点

0—3岁婴幼儿生理特点及照护要点

内分泌系统 ┤ 内分泌系统的生理结构和功能
　　　　　　└ 婴幼儿内分泌系统的生理特点及照护要点

运动系统 ┤ 运动系统的生理结构和功能
　　　　　└ 婴幼儿运动系统的生理特点及照护要点

免疫系统 ┤ 免疫系统的生理结构和功能
　　　　　└ 婴幼儿免疫系统的生理特点及照护要点

感觉器官 ┤ 皮肤的生理结构和功能
　　　　　└ 婴幼儿皮肤的生理特点及照护要点

新生儿的特殊生理现象
　├ 新生儿生理性体重下降
　├ 新生儿生理性黄疸
　├ 新生儿乳房肿大
　├ 新生儿阴道出血
　├ 新生儿"马牙"和"螳螂嘴"
　└ 新生儿红斑及粟粒疹

学习目标

1. 了解人体各系统的生理结构和功能；

2. 了解0—3岁婴幼儿各系统的生理特点；

3. 了解新生儿特殊的生理现象；

4. 理解保育活动与0—3岁婴幼儿生理特点的关系。

细胞是构成人体的基本单位，形态相似、功能相关的细胞组合为组织，多种形态相似、功能相关的组织组合为器官，而多种功能相关的器官结合起来，共同完成某种连续的生理功能，就形成了系统。人体包括呼吸系统、消化系统、循环系统、泌尿系统、神经系统、内分泌系统、运动系统、免疫系统和生殖系统九大系统和各种感觉器官，各系统相互协调配合，使人体内各种复杂的生命活动能够正常进行。

婴幼儿处在生长发育的重要时期，虽然已经具备了人体的基本结构，但各器官、系统发育尚不完善。儿童并非成人的缩小版，全面了解婴幼儿的生理特点是开展各项保育活动的基础和重要依据。本章将主要介绍婴幼儿时期的各系统生理特点及新生儿的特殊生理现象。由于生殖系统在婴幼儿阶段发育缓慢，因此，在本章中省略此部分内容。

第一节　呼　吸　系　统

一、呼吸系统的生理结构和功能

呼吸系统是人体和外界进行气体交换，呼出二氧化碳，吸入氧气的器官总称，分为上呼吸道和下呼吸道（图2-1-1）。

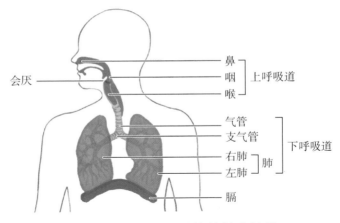

图2-1-1 呼吸系统的基本结构

上呼吸道包括鼻、咽和喉，下呼吸道包括气管、支气管和肺。呼吸道可以对吸入的气体进行处理，让气体温暖湿润、清洁顺畅地进入肺部。

（一）鼻

鼻是呼吸道的起始部分，由外鼻、鼻腔和鼻窦组成。鼻腔内表面的鼻黏膜中有丰富的毛细血管，这可以使吸入鼻腔的空气变得温暖湿润。鼻腔内表面中还有鼻毛和可分泌黏液的黏液腺，它们可以湿润空气并吸附空气中的粉尘、微生物等污染物，然后通过鼻涕将污染物排出，从而减少污浊、冰冷、干燥的空气对肺部的刺激。

（二）咽和喉

咽是一条前后略扁的漏斗形肌性管道，自上而下分为鼻咽部、口咽部和喉咽部。咽部下端与食道相连，是呼吸道和消化道的共同场所。在吞咽时，咽部的会厌会盖住喉的入口，防止食物由喉进入气管。喉位于咽的前下方，是呼吸道和发声器官的共同场所。咽部和喉部的黏膜同样可以起到温暖、湿润、清洁空气的作用。

（三）气管和支气管

气管位于喉的下方，以半环状软骨为支架，在胸腔内分出左右两支支气管。气管壁内有纤毛和可分泌黏液的黏液腺，纤毛摆动可以将吸附了污染物的黏液推向喉的方向，并通过咳嗽将其排出体外。

（四）肺

肺是人体进行气体交换的重要场所，位于胸腔内，分左右两个部分，并与支气管相通。

肺泡是组成肺的最小单位,气体在肺泡中进行氧气和二氧化碳的交换。人体吸气时,肌肉的力量使肋骨上提并外展,使肺下方膈的顶部下降,这样胸腔会增大,肺的容量也增大,新鲜的空气就由呼吸道进入到肺部的肺泡里了。人体呼气时,肌肉的力量使肋骨回收,膈的顶部上提,这样胸腔会缩小,肺容量也缩小,肺泡中的气体就呼出体外了。

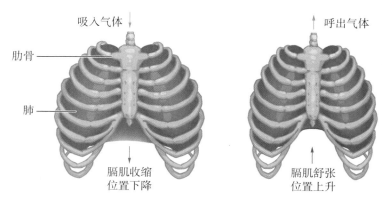

图 2-1-2　呼吸时膈和肋骨的运动

二、婴幼儿呼吸系统的生理特点及照护要点

(一) 鼻

婴幼儿的鼻腔相对较短、狭窄,缺少鼻毛,鼻黏膜柔嫩,血管丰富。鼻腔的除污能力和抵抗力弱,容易发生感染。而且,婴幼儿鼻腔感染后容易引起鼻黏膜充血肿胀,使鼻腔更加狭窄,此时黏液分泌增多会使鼻腔堵塞,引起呼吸不畅。当婴幼儿出现鼻腔感染时,要及时通过正确地擤鼻涕、用婴幼儿鼻腔护理喷雾器清洗鼻腔等方式清除鼻腔分泌物。

(二) 咽和喉

婴幼儿咽部相对狭窄,咽部和中耳相连的通道(咽鼓管)管腔短、内径宽、呈水平状,咽部的病原体易通生咽鼓管进入中耳,引起中耳炎。婴幼儿的喉腔相对较狭窄且黏膜柔嫩,血管和淋巴组织丰富,有轻微炎症时就容易出现充血肿胀、喉部阻塞、呼吸困难的症状。喉部的声带较短较薄,不够坚韧,过度用嗓、有轻微炎症时都容易出现声带充血肿胀、声音嘶哑的症状,因此要注意避免婴幼儿经常哭喊。

(三) 气管和支气管

婴幼儿的气管和支气管,管腔狭窄,管壁柔软,缺乏弹性,黏液分泌能力不足,纤毛运动较差,对空气中病原体的清除作用不足,容易出现感染。此外,婴幼儿的右侧支气管短而粗,较垂直,如果会厌来不及盖住喉部入口,食物很容易从喉部进入气管和右侧支气管,发生噎呛。因此,要避免婴幼儿在行走、跑跳、玩耍时饮食,在婴幼儿饮食时不逗笑、不训斥,避免与婴幼儿对话,以免婴幼儿发生噎呛。

(四) 肺

婴幼儿的胸部肌肉发育不完全,这使得他们的胸腔扩张收缩的范围小,同时膈的上下活动明显。因此,与成人的胸式呼吸(呼吸时胸部起伏)不同,1 岁以下婴儿呈现腹式呼吸(呼吸时腹部起伏),而随着肌肉力量的增强,幼儿会逐渐出现胸腹式呼吸(呼吸时胸部和腹部同时起伏)。

婴幼儿的肺泡数量较少,含气量少,加上胸腔扩张收缩的范围小,所以肺活量小。同时,婴幼儿新陈代谢旺盛使得他们呼吸频率较快,年龄越小的婴幼儿呼吸频率越快。成人每分钟呼吸 16—20 次,新生儿每分钟呼吸 40—45 次,1 岁以内婴儿每分钟呼吸约 30 次,1—3 岁幼儿每分钟呼吸约 25 次。

婴幼儿肺内的血管丰富且含血较多,含气量少,弹性较差,出现感染时,肺泡很容易被黏液堵塞,从而使身体出现呼吸困难、缺氧等症状。在婴幼儿发生上呼吸道感染时要及时到医院就诊,以免感染蔓延到下呼吸道和肺部。

第二节　消 化 系 统

一、消化系统的生理结构和功能

消化系统由消化道和消化腺两部分组成(图 2-2-1)。消化道包括口腔、咽、食管、胃、小肠和大肠。消化腺包括唾液腺、胃腺、肝脏、胰腺和肠腺。消化系统的主要功能是对食物中的营养物质进行消化吸收,并将没有营养价值的食物残渣排出体外。食物在消化道内被分解成可被吸收的小分子物质的过程就称为消化。这种小分子物质透过消化道黏膜进入血液和淋巴液的过程就是吸收。

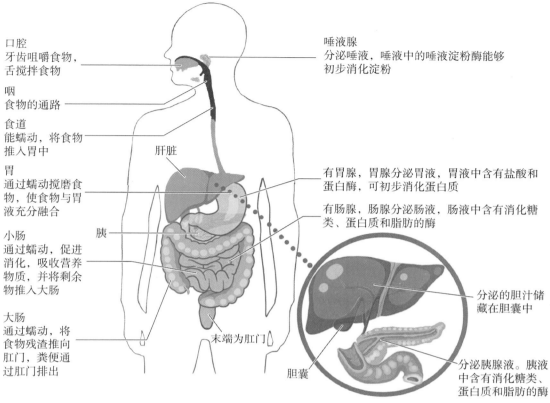

口腔
牙齿咀嚼食物，
舌搅拌食物

咽
食物的通路

食道
能蠕动，将食物
推入胃中

肝脏

胃
通过蠕动搅磨食
物，使食物与胃
液充分融合

胰

小肠
通过蠕动，促进
消化，吸收营养
物质，并将剩余
物推入大肠

大肠
通过蠕动，将
食物残渣推向
肛门，粪便通
过肛门排出

末端为肛门

胆囊

唾液腺
分泌唾液，唾液中的唾液淀粉酶能够
初步消化淀粉

有胃腺，胃腺分泌胃液，胃液中含有盐酸和
蛋白酶，可初步消化蛋白质

有肠腺，肠腺分泌肠液，肠液中含有消化糖
类、蛋白质和脂肪的酶

分泌的胆汁储
藏在胆囊中

分泌胰腺液。胰液
中含有消化糖类、
蛋白质和脂肪的酶

图 2-2-1　消化道的基本结构和功能

（一）口腔

口腔是消化道的起始部分，包含唇、颊、腭、齿、舌等部分。唾液腺位于口腔附近，可以分泌唾液，并通过导管将唾液送入口腔内。唾液中的消化酶可以初步消化淀粉。在进食的时候，牙齿通过咀嚼将食物切断磨碎，唾液腺开始大量分泌唾液，舌头将食物和唾液搅拌混合，并形成食团以方便下咽。

（二）咽和食道

咽部和食道是食物进入胃的通道。在吞咽时，咽部的会厌会盖住喉的入口，把食团引入食道内，食道会通过蠕动将食团推入胃中。

（三）胃

胃位于食道下方，呈囊状，可以储存食物。胃壁上的胃腺可以分泌胃液，胃液中的酸和消化酶可以初步消化食物中的蛋白质。胃壁的肌肉强壮有力，可以通过不停地蠕动将食物和胃液充分混合并搅磨成粥状的食糜。食糜会在胃的蠕动下被推入小肠。

(四) 肠道

小肠是食物消化和营养吸收的主要场所,小肠内壁中的肠腺可以分泌肠液。胰腺和肝脏位于小肠的上方,分别分泌胰液和胆汁,并通过导管将胰液和胆汁送入小肠内。肠液、胰液和胆汁可以使食糜在肠道的蠕动下变成乳状,并帮助消化食物中的糖类、蛋白质和脂肪。食物消化后剩余的残渣、水分等会在小肠的蠕动下被推入大肠,大肠通过蠕动将食物残渣、水分等混合成粪便排出体外。

二、婴幼儿消化系统的生理特点及照护要点

(一) 口腔

婴幼儿的口腔容量小,口腔黏膜柔嫩,血管丰富,容易受到损伤。

婴幼儿口腔的唇部肌肉和帮助咀嚼的肌肉发育良好。新生儿颊部有厚实的脂肪垫,俗称"螳螂嘴",为吸吮提供了良好的条件。

新生儿唾液腺发育不成熟,唾液分泌少,口腔容易干燥。婴儿3—4个月时,唾液腺逐渐发育,唾液分泌开始增多,婴儿5—6个月时,唾液分泌显著增多,由于口腔容量小,且尚未学会吞咽唾液,会经常流涎(俗称"流口水")。这是正常的生理现象,随着婴幼儿的生长发育,流涎的现象会逐渐消失。照养人及时用柔软的手帕或纸巾给婴幼儿擦拭口水即可。

婴幼儿牙齿发育速度快,一般4—10个月时婴幼儿开始长牙,2岁左右长齐20颗乳牙。但乳牙釉质薄,容易被腐蚀形成龋齿,要注重婴幼儿牙齿的清洁。

婴幼儿舌头短、宽、厚,灵活性差,搅拌食物及辅助吞咽的能力比较弱。

(二) 咽和食道

婴幼儿食道较短较窄,食道黏膜柔嫩,管壁较薄且弹性差,容易受到损伤。因此,婴幼儿不喜欢吃蔬菜等粗纤维的食物。

(三) 胃

婴幼儿的胃呈水平状(成人的胃呈竖直状),容量小,入口较松出口较紧,因此胃里的食物有时会倒流回口腔。如果婴幼儿吃得太快、太饱或吞咽进大量空气,就很容易发生溢奶和吐奶。在婴幼儿喝完奶后要及时拍嗝,避免立即平躺,以减少溢奶和吐奶现象发生的可能性。

婴幼儿胃壁较薄,蠕动能力差,胃液中酸和消化酶含量较少,胃的消化能力较差,难以适

应食物的突然变化,给婴幼儿添加辅食时要循序渐进。

(四) 肠道

婴幼儿肠道的相对长度较长(成人肠道约为身长的 4.5 倍,婴幼儿肠道约为身长的 5—6 倍),肠道肌肉发育差,蠕动能力差,肠道黏膜柔嫩、吸收能力强但屏障功能差。因此,婴幼儿肠道中的食物通过的速度较慢,食物中的水分和毒素容易被吸收,身体容易出现便秘和中毒现象。要避免给婴幼儿吃生冷及可能变质的食物,多吃富含膳食纤维、易于排便的食物。

第三节 循环系统

一、循环系统的生理结构和功能

循环系统是人体内的运输系统,负责将呼吸系统吸入的氧气和消化系统吸收的营养成分运送到全身的组织器官,再将全身组织器官产生的废物和二氧化碳输送到呼吸系统、泌尿系统等系统排出体外。循环系统主要包括血液循环系统和淋巴循环系统。血液循环系统主要由心脏和血管(动脉血管、静脉血管和毛细血管)组成。淋巴循环系统是血液循环系统的辅助部分,由淋巴结和淋巴管组成。

(一) 血液

血液主要由血浆和血细胞(红细胞、白细胞和血小板)组成,血浆可以运输各种营养物质和代谢废物,红细胞可以运输氧气,白细胞可以消灭病菌,血小板可以在人体受伤时凝固伤口处的血液并及时止血。

(二) 心脏

心脏位于胸腔内,与血管相连,是血液循环系统的动力器官,通过有节律地收缩与舒张,推动血液在全身各处的血管中按照一定的方向不停地循环流动。

(三) 血管

血管分为动脉、静脉和毛细血管,动脉是将血液从心脏输送到身体各处的血管,动脉血管管壁厚,弹性大,管内血液流速快,含氧量高,颜色鲜红。静脉是将血液从身体各处输送回心脏的血管,静脉血管管壁薄,弹性小,管内血液流速慢,含氧量低,颜色暗红。毛细血管是联通微小动脉和静脉间的血管,毛细血管的数量最多,分布最广,血管管壁很薄,管径很小。

(四)淋巴结和淋巴管

淋巴结和淋巴管可以帮助人体消灭病菌。

二、婴幼儿循环系统的生理特点及照护要点

(一)血液

婴幼儿生长发育迅速,血液总量增加快,铁需求量增加快,新生儿血液总量约为 300 ml, 1 岁时加倍。要及时给婴幼儿补充含铁量丰富的食物,以免婴幼儿贫血。

婴幼儿血液中的血浆含量较高,血小板数量较少,出血时血液凝固速度慢。婴幼儿年龄越小,血液凝固速度越慢,新生儿受伤出血后约 8—10 分钟血液才能凝固,幼儿的这一时间则缩短到约 4—6 分钟。

婴幼儿血液中白细胞消灭病菌的能力较差,因此,婴幼儿对病菌的抵抗力差,容易患各类感染性疾病。

(二)心脏

婴幼儿的心脏容量小,心肌收缩能力弱,每次排血量少,为供给新陈代谢的需要只能加快心率。因此,婴幼儿年龄越小,心率越快,新生儿为 120—140 次/分,一岁以内婴儿心率在 120 次/分左右,1—3 岁幼儿心率约为 110—120 次/分。可以根据婴幼儿的身体状态,适当进行户外活动和体育锻炼,提高心脏能力促进血液循环。

(三)血管

婴幼儿的毛细血管丰富,血管内径较宽,且年龄越小,血管壁越薄,弹性越差。

第四节　泌　尿　系　统

一、泌尿系统的生理结构和功能

泌尿系统由肾脏、输尿管、膀胱和尿道组成,主要功能是排出人体新陈代谢时产生的尿

素等废物和多余的液体(图2-4-1)。肾脏主要负责形成尿液,输尿管负责输送尿液,膀胱负责储存尿液,尿道负责排出尿液。

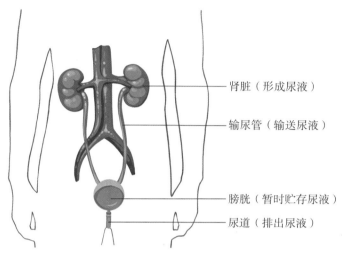

肾脏（形成尿液）

输尿管（输送尿液）

膀胱（暂时贮存尿液）

尿道（排出尿液）

图2-4-1 泌尿系统的结构和功能

二、婴幼儿泌尿系统的生理特点及照护要点

（一）膀胱

婴幼儿的膀胱容量小,储尿能力差。因此,年龄越小的婴幼儿每次排尿量小且排尿次数多。随着婴幼儿的生长发育,膀胱容量增大,储尿能力增强,婴幼儿每次排尿量增多,排尿次数减少。

婴幼儿的中枢神经系统发育不完善,一旦膀胱中充满尿液就要立刻排尿,无法控制排尿。随着年龄的增长和排尿习惯的养成,婴幼儿可以逐渐控制排尿。

（二）尿道

婴幼儿的尿道黏膜柔嫩,容易受损,且尿道较短,容易受细菌感染。女性婴幼儿的尿道比男性婴幼儿更短,离肛门更近,更容易被粪便污染。因此,大便后清洁时要从前往后擦,要及时进行便后清洁,勤换尿布/纸尿裤,避免穿开裆裤,这样可以有效减少婴幼儿的尿道感染。

第五节　神经系统

一、神经系统的生理结构和功能

神经系统是人体中结构和功能最复杂的系统,是起主导作用的调节系统,人体各器官、系统的功能都是直接或间接处于神经系统的调节控制之下。神经系统包括中枢神经系统和周围神经系统(图2-5-1)。

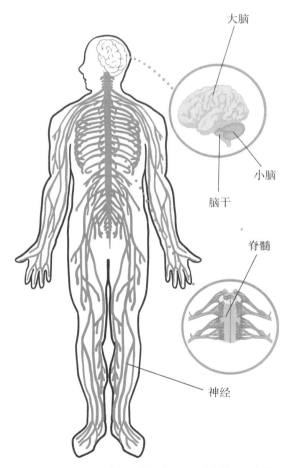

大脑

小脑

脑干

脊髓

神经

图2-5-1　神经系统的生理结构和功能

中枢神经系统由脑和脊髓构成，周围神经系统与脑、脊髓相连，并分布在全身各处，包括连接躯体的神经(躯体神经)和连接内脏的神经(内脏神经)。内脏神经分为内脏感觉神经和内脏运动神经(又称植物神经)。

(一) 中枢神经

1. 脑

脑是中枢神经系统中的高级部分，由大脑、小脑、间脑和脑干组成。

大脑是进行思维和意识活动的器官，有感觉、运动、语言等多个神经中枢，分左右两个半球，表面为拥有约 140 亿个神经细胞的大脑皮质。

小脑主要负责调节运动、姿势、身体平衡和肌肉紧张程度。

间脑主要负责调解内脏活动，控制体温，调节内分泌等。

脑干主要负责控制心跳、血压、呼吸、吞咽等基本的生命活动。

2. 脊髓

脊髓是中枢神经系统中的低级部分，是脑与躯干、内脏相联系的桥梁。脊髓能对外界环境或体内的刺激产生有规律的反应，并将这些对刺激的反应传导到大脑。

(二) 周围神经

周围神经中的植物神经是脑和脊髓通往内脏器官的神经，可以调节呼吸、血液循环、内分泌和排泄等活动，对全身的新陈代谢产生影响。

二、婴幼儿神经系统的生理特点及照护要点

(一) 中枢神经

1. 脑

婴幼儿的大脑发育十分迅速，脑重量增加很快，新生儿出生时的脑重量大约有 390 g，1 岁时可达 950 g。大脑在发育的过程中需要大量的氧气和养分，因此，照养人要为婴幼儿提供空气流通且新鲜的生活环境，保证充足的营养。

婴幼儿大脑皮质发育不完善，神经兴奋过程强而抑制过程弱，具体表现为容易激动、注意力不集中、容易被外界事物吸引。同时，神经细胞较脆弱，婴幼儿容易疲劳，需要长时间的睡眠来休整。随着年龄的增长，婴幼儿大脑皮质发育完善，神经兴奋过程和抑制过程同步增强。神经兴奋过程增强，婴幼儿不易疲劳，每天的睡眠时间减少，清醒时间延长。神经抑制

过程增强,婴幼儿能够精确控制自己的行为。但总体来说,与成人相比,婴幼儿大脑皮质神经易兴奋也易疲劳,长时间保持一个姿势、持续集中注意力在单调的事情上,对婴幼儿来说是一种负担。

婴幼儿的小脑在 1 岁时发育迅速,3—6 岁时逐渐成熟,运动、平衡能力和身体协调能力逐步增强。因此,1 岁左右的婴幼儿步履蹒跚,而 3 岁的幼儿能平稳走跑。

2. 脊髓

新生儿刚出生时,脑干和脊髓发育成熟,因此,可以维持呼吸、躯体感觉、消化、血液循环等身体基本活动。

(二)周围神经

婴幼儿植物神经系统发育不完善,表现为内脏活动不稳定,如心跳和呼吸频率不稳定,消化功能极易受情绪变化的影响等。

第六节　内 分 泌 系 统

一、内分泌系统的生理结构和功能

内分泌系统主要包括脑垂体、甲状腺、胸腺、肾上腺、胰岛和性腺(卵巢和睾丸)等内分泌腺(图 2 - 6 - 1)。内分泌系统是人体中除神经系统外的另一个调节控制系统,主要通过内分泌腺分泌激素,并将激素渗入到血液中,来调节和控制人体的新陈代谢和生长发育。脑垂体一方面可以分泌"促激素"来控制其他内分泌腺分泌"激素",另一方面可以分泌"生长素"来促进人体身高、体重等的生长发育。

二、婴幼儿内分泌系统的生理特点及照护要点

脑垂体在夜间睡眠时分泌"生长素"的速度更快。婴幼儿时期是生长发育的关键时期,保证充足的睡眠能够促进"生长素"的分泌,加速身高和体重的增长。

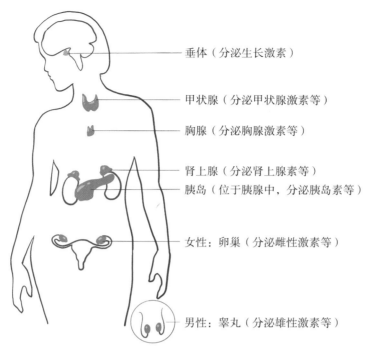

图 2-6-1　内分泌系统的结构和功能

第七节　运　动　系　统

一、运动系统的生理结构和功能

运动系统由骨骼、骨连结和骨骼肌组成,其重量约占人体体重的 60%。

(一) 骨连结

骨连结(关节、韧带等)将骨骼有序地连接起来,形成人体的基础支架。

(二) 骨骼肌

骨骼肌附着在骨骼上,在神经系统的控制下,骨骼肌通过收缩和松弛牵动骨骼,促使人体完成各种肢体运动。

（三）骨骼

骨骼内含有机物和无机物，有机物可以使骨骼富有弹性和韧性，无机物可以使骨骼坚硬。

人体中主要的骨骼包括颅骨、脊柱、胸骨、骨盆、腕骨、足骨等。

脊柱是人体的主要支柱，成人脊柱从侧面看有四个弯曲，分别是颈曲、胸曲、腰曲和骶曲（图2-7-1）。这些弯曲可以帮助人在直立行走时缓冲震荡，保持身体平衡。

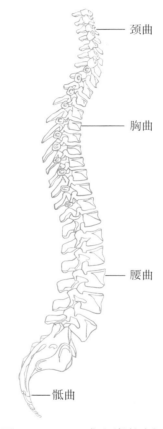

颈曲

胸曲

腰曲

骶曲

图2-7-1　成人脊柱侧面

骨盆可以支撑体重和盆腔内的内脏（膀胱、直肠和生殖器官）。

足骨中的骨骼通过韧带在足底连接成足弓，足弓可以帮助人体提高站立的稳定性和活动的弹性，减少对脏器的损伤和足部疲劳。

二、0—3 岁婴幼儿运动系统的生理特点及照护要点

（一）骨连结

婴幼儿的关节韧带松弛，关节周围肌肉力量弱，关节伸展性和柔韧性较强，但牢固性较差，受到牵拉时容易脱臼。牵拉婴幼儿手臂时动作应和缓，避免用力过猛。

（二）骨骼肌

婴幼儿骨骼肌柔软松弛，力量弱，弹性差，运动后容易疲劳。婴幼儿运动应适量，运动后及时休息。

婴幼儿参与粗大运动的大肌肉先发育，参与精细运动的小肌肉后发育。需根据婴幼儿的骨骼肌发育特点进行运动训练，避免过早进行绘画、拿筷子等精细动作的训练。

（三）骨骼

与成人相比，婴幼儿骨骼中的有机物较多，无机物较少，骨骼柔软，弹性大，不够坚硬，因此，骨骼不容易骨折但容易变形。

新生儿的颅骨尚未完全骨化，骨与骨之间缝隙较大，颅骨顶部前后两个缝隙分别被称为前囟门和后囟门。婴幼儿的前囟门从 6 个月以后逐渐变小，在 12—18 月龄时完全闭合；后囟门在 2—3 个月时完全闭合。婴幼儿的囟门未完全闭合时，照养人为其进行头部清洁、抚触时要做好颅骨的保护。

新生儿的脊柱只有骶曲，其他三个弯曲还未发育；在 2—3 个月时可以抬头，形成颈曲；在 6—7 个月时可以坐起，形成胸曲；开始学习走路时形成腰曲；脊柱的这些弯曲到 16—17 岁时才会完全定型。因此，要避免婴幼儿背过重的物品，睡过软的床。

婴幼儿胸骨各部分的连接不稳固，如果缺乏维生素 D、钙等营养物质，患有呼吸系统疾病、坐姿不正等可能会影响胸骨的正常发育，导致畸形。

婴幼儿骨盆尚未完全骨骼化，通过软骨进行连接，大约到 19—24 岁才会完全骨化，是人体中骨化最晚的骨骼。因此，婴幼儿从较高处往下跳时，外力可能会促使骨盆移位，要尽量避免婴幼儿进行此类运动。

新生儿的腕骨都是软骨，1 岁左右才会逐渐骨化，10 岁以后才能完全骨化。因此，婴幼儿腕骨未完全骨化，加之肌肉力量较弱，要尽量避免婴幼儿提重物。

婴幼儿的足弓尚未完全骨化，足底肌肉、韧带发育不完善，过于肥胖、站立或行走过多、负重超负荷可能会导致足弓塌陷，形成扁平足。柔软、舒适、合脚的鞋子能够促进婴幼儿足弓的发育。

第八节　免疫系统

一、免疫系统的生理结构和功能

免疫是机体的一种防御功能,其本质是识别自身,排除异己。免疫系统由免疫器官、免疫细胞和免疫分子构成,能够识别和排除进入机体内的抗原性异物(也称抗原,包括病毒、细菌等),防止疾病发生;能够及时清除衰老或损坏的细胞,维持体内环境的平衡和稳定;能够识别和清除体内突变的异常细胞,避免其发展成肿瘤。

(一)免疫系统的构成

免疫器官是指实现免疫功能的器官或组织,包括胸腺、骨髓、脾脏、淋巴结及其他淋巴组织。

免疫细胞是指受到抗原刺激后,能够产生保护作用的细胞。

免疫分子是指受到抗原刺激后,能够产生保护作用的物质,包括免疫球蛋白(主要为抗体)和补体。

(二)免疫的分类

免疫分为非特异性免疫和特异性免疫。

非特异性免疫是人体与生俱来的,也称为"先天免疫",能够防御多种抗原的侵扰。

特异性免疫是指人体受到某种抗原刺激后,免疫细胞产生一系列反应最终形成抗体,使人体获得对某种疾病终身或一段时间的免疫。人体主要通过以下几种方式获得特异性免疫:通过胎盘及母乳获得母体中的特异性抗体,被某种抗原感染后自动产生抗体,或者通过预防接种等获得免疫。

二、0—3岁婴幼儿免疫系统的生理特点及照护要点

(一)非特异性免疫

婴幼儿的非特异性免疫尚不完善,多种病原体很容易侵入体内,引发疾病。保持合理的膳食、加强体育锻炼,保持良好的卫生习惯可以帮助婴幼儿提高抵抗力。

（二）特异性免疫

婴幼儿缺乏特异性免疫，是多种传染病的易感人群，及时进行预防接种能够帮助婴幼儿更好地抵御多种传染病。

第九节 感 觉 器 官

感觉器官可以帮助人类建立与外部环境的关系，感知环境的变化，主要包括视觉器官、听觉器官、嗅觉器官、味觉器官和触觉器官，即眼、耳、鼻、口和皮肤。眼、耳、鼻、口的结构功能及发育特点将在本书第四章五官保健中进行详细介绍，本节主要介绍皮肤的结构、功能与发育特点。

一、皮肤的生理结构和功能

皮肤覆盖在人体表面，是人体的第一道防线，具有保护、调节体温、分泌与排泄等作用，由表皮层、真皮层、皮下组织和附属物组成（图2-9-1）。

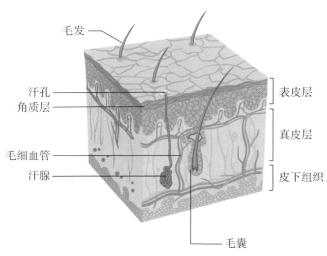

图2-9-1 皮肤的基本结构

（一）表皮层

表皮层的最外层是角质层，由坏死角质化的细胞组成，脱落后形成皮屑，具有抗摩擦性，能防止体内的水分蒸发、外界化学物质以及微生物等透入，有阻挡一定量的紫外线等保护功能。

（二）真皮层和皮下组织

真皮层由大量纤维结缔组织和细胞等构成，具有保护皮肤的弹性及韧性的功能。

皮下组织含有大量的脂肪，具有保温防寒（体温调节）、缓冲外力、保护皮肤的作用。

真皮层和皮下组织中含有丰富的毛细血管、汗腺、毛囊等附属物，能够清除体内的细菌和异物，还有丰富的感觉神经，可以感受到触、压、痛、冷、热、痒等感觉。

二、婴幼儿皮肤的生理特点及照护要点

（一）表皮层

婴幼儿表皮层的角质层薄且易脱落，真皮层皮肤弹性差（结缔组织等发育差），皮下组织应对外力缓冲能力差（脂肪少）。皮肤总体保护功能不足，难以应对外界的冲击力，皮肤容易出现擦伤、裂痕，容易被病菌和紫外线侵扰，容易吸收家具、护肤品等中的有害物质。应尽量保证婴幼儿的安全，避免受各类外伤。选购适合婴幼儿使用的正规家装材料、家具、玩具及各类日用品，避免婴幼儿长时间暴露在紫外线下及含有害物质的环境中。

婴幼儿新陈代谢旺盛，容易出汗，汗液使较薄的角质层更容易受到损伤和感染，要注意婴幼儿皮肤的及时清洁。

（二）真皮层和皮下组织

婴幼儿皮肤毛细血管丰富，皮肤散热快；皮下组织脂肪少，自身保暖能力差；神经系统对血液循环的调节能力不稳定，自身体温调节能力差，难以适应外界气温的变化，要注意及时给婴幼儿增减衣物。

第十节　新生儿的特殊生理现象

新生儿阶段是婴儿出生后适应环境的最初阶段，也是生命最脆弱的时期，需要小心呵护。新生儿时期有一些特殊的现象，看似是病态的，其实是正常的，无需治疗，但也不能随意处理，否则可能导致疾病。照养人需要学会辨别新生儿的特殊生理现象和疾病，避免因错误

处理造成疾病或耽误疾病的治疗。

一、新生儿生理性体重下降

新生儿出生后1—2天内,由于吃奶少,排胎便和排尿,又通过呼吸和皮肤蒸发水分,会出现体重暂时下降的现象。新生儿出生一周后体重约降至最低点(下降量小于出生体重的10%),在出生后10天内恢复到出生体重就属于正常现象,但如果体重下降量超过体重的10%或满10天后还未恢复,就应及时就诊。

二、新生儿生理性黄疸

大多数新生儿在出生后第2天开始出现皮肤发黄的现象,且发黄逐渐加深,新生儿出生后第7天左右发黄现象最明显,之后这种现象会慢慢消退。大多新生儿在出生后2周内,皮肤发黄现象完全消失,这种现象被称为生理性黄疸,属于正常生理现象,不需要特殊治疗。如果新生儿在出生后24小时之内出现皮肤发黄,反应差,或出生第3周后迟迟不退,或皮肤发黄消退后又出现颜色加深现象,则属于"病理性黄疸",这种情况应及时到医院就诊。

三、新生儿乳房肿大

胎儿在母亲体内会吸收雌激素、孕激素和生乳素,其中,雌激素和孕激素有阻止生乳素发挥作用的效果。出生后,新生儿体内这三种激素的来源都会中断,雌激素和孕激素会很快从新生儿体内消失,但生乳素依旧会在新生儿体内存在一段时间,缺少了雌激素和孕激素的抑制作用,生乳素会促进新生儿乳腺增生。因此,新生儿在出生后5—7天内,容易出现两侧乳房肿大如蚕豆或核桃,甚至会分泌少量乳汁。一般在新生儿出生2—3周后,这些现象会自行消失,无需特殊处理。照养人千万不要挤压孩子的乳房,以免乳房感染发炎而影响孩子日后的乳房发育。

四、新生儿阴道出血

胎儿在母亲体内时,受母亲雌激素的影响,生殖道细胞会增殖充血。新生儿出生后体内雌激素水平下降,胎儿期增殖充血的生殖细胞脱离,因此,部分女婴出生后2—3天内,阴道会流出少许血性分泌物。这种现象1周后会自然消失,俗称"假月经",无需特殊处理。但照养人应注意女婴会阴部的清洁卫生,在女婴大小便后或阴道有分泌物时,照养人要及时清洗处理,保持其会阴部干净清洁。

五、新生儿"马牙"和"螳螂嘴"

新生儿口腔上颚中线和齿龈边缘部位常有白色隆起的小颗粒，俗称"马牙"（图 2 - 10 - 1），数周后会消失。新生儿口腔两侧的颊部各有一个隆起的脂肪垫组织，俗称"螳螂嘴"（图 2 - 10 - 2），可以方便新生儿更好地吸吮乳汁。"马牙"及"螳螂嘴"都是正常现象。新生儿口腔黏膜娇嫩，照养人不可擦拭或挑破"马牙"及"螳螂嘴"，以免引起口腔感染发炎。

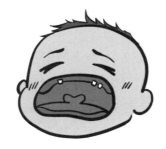
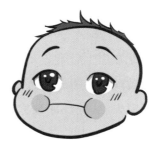

图 2 - 10 - 1　新生儿"马牙"　　　　图 2 - 10 - 2　新生儿"螳螂嘴"

六、新生儿红斑及粟粒疹

新生儿出生后 1—2 天内，头部、躯干及四肢处常会出现大小不等、形状不同的多种红斑，这被称为"新生儿红斑"（图 2 - 10—3）。新生儿也会因皮脂腺堆积形成小米粒大小的白色皮疹，这被称为"新生儿粟粒疹"（图 2 - 10 - 4）。红斑和粟粒疹数天后会自然消失，无需特殊处理。

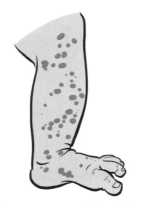
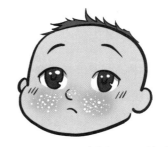

图 2 - 10—3　新生儿红斑　　　　图 2 - 10 - 4　新生儿粟粒疹

本章主要参考文献

1. 李静.学前卫生学[M].北京:北京师范大学出版社,2015.

2. 万钫.学前卫生学(第三版)[M].北京:北京师范大学出版社,2012.

3. 文颐,王萍.0—3岁婴幼儿保育与教育[M].北京:科学出版社,2015.

4. 崔焱,仰曙芬.儿科护理学(第六版)[M].北京:人民卫生出版社,2017.

5. 王卫平,孙锟,常立文.儿科学(第九版)[M].北京:人民卫生出版社,2018.

6. 人民教育出版社课程教程研究所生物课程教程研究开发中心.生物学七年级下
   册[M].北京:人民教育出版社,2012.

7. 刘恩山.生物学七年级下册[M].北京:北京师范大学出版社,2012.

第三章

0—3 岁婴幼儿日常照料

0-3岁婴幼儿日常照料

0-3岁婴幼儿生活环境
- 婴幼儿居室环境
- 婴幼儿衣物
- 婴幼儿居室环境及物品的清洁消毒

0-3岁婴幼儿清洁卫生
- 婴幼儿清洁卫生的重要性
- 婴幼儿盥洗照料
- 婴幼儿良好卫生习惯的培养

0-3岁婴幼儿睡眠
- 婴幼儿睡眠的重要性
- 婴幼儿的睡眠特点
- 影响婴幼儿睡眠的因素
- 婴幼儿睡眠照料
- 婴幼儿良好睡眠习惯的培养

0-3岁婴幼儿排便及如厕
- 婴幼儿大便
- 婴幼儿小便
- 婴幼儿排便照料
- 婴幼儿如厕训练

0-3岁婴幼儿运动促进
- 婴幼儿运动促进的重要性
- 婴儿抚触
- 三浴锻炼
- 婴儿操

0-3岁婴幼儿作息安排
- 婴幼儿作息规律的重要性
- 婴幼儿作息安排

学习目标

1. 了解0—3岁婴幼儿日常照料的重要性；

2. 掌握0—3岁婴幼儿日常照料的主要内容。

0—3岁婴幼儿日常照料主要包括为婴幼儿提供良好的生活环境、清洁卫生、睡眠、排便及如厕、运动促进、保证婴幼儿的日常作息规律等生活照料,对婴幼儿的生长发育具有重要的作用。

第一节　0—3岁婴幼儿生活环境

婴幼儿各系统的发育尚不完善,抵抗力较差,污浊、充满病菌的生活环境会增加婴幼儿患病的风险,影响婴幼儿的生长发育。如果想要婴幼儿健康快乐地长大,一个卫生、安全、舒适的生活环境是必不可少的。照养人需要时刻注意婴幼儿所处的居室环境、所穿的衣物、所用的物品,为婴幼儿的健康成长保驾护航。

一、婴幼儿居室环境

婴幼儿需要生活在空气新鲜、温度适宜的环境中。居室应宽敞明亮,光线充足。居室的温度与湿度应随气候变化进行调节,居室温度以 22℃—24℃ 为宜,湿度以 50%—60% 为宜。如果秋冬季室内太干燥,可以通过使用加湿器或在暖气片附近放一盆水等方式湿润空气。加湿器应至少每周清洁一次,以免滋生细菌。

家人外出归来应清洗双手后更换外衣,之后再洗一次手后再接触婴幼儿,以免将成人携带的病菌传染给婴幼儿。新生儿抵抗力差,应委婉地谢绝亲友的探望。

二、婴幼儿衣物

(一) 选择合适的衣物

为婴幼儿选择衣服时,首先要考虑衣服是否安全、舒适、大小合适、便于穿脱,其次才考虑是否美观。衣物选用的注意事项如下:

1. 可分解芳香胺等染料不利于婴幼儿的身体健康,要选用不含此类物质的正规厂家生产的童装;

2. 最好选择纯棉、柔软、浅色的婴幼儿衣物;

3. 尽量选择简单、装饰物少的衣物，并检查拉链及金属附件、纽扣、装饰扣等是否平整、光滑、牢固，防止其磨伤婴幼儿皮肤或脱落被婴幼儿误服；

4. 衣物的领口、帽边不能有绳带，且衣物其他位置处的绳带的外露长度不能过长，以免缠绕在婴幼儿的颈部等处，使婴幼儿发生危险；

5. 婴幼儿的主要脏器都集中在腹部，裤腰不要过紧，以防压迫婴幼儿脏器，影响婴幼儿的身体发育；

6. 婴幼儿套头衫领圈展开的尺寸（周长）要大于 52 厘米，便于穿脱；

7. 连衣裤应选择较宽松且开口在前面的款式，便于及时更换尿布；

8. 选择纯棉、款式尺寸符合婴幼儿脚型的袜子，保证袜子的舒适度；选择袜腰宽松的袜子，以免袜口过紧影响婴幼儿足踝部的血液循环；选择线头较少的袜子，以免线头缠绕婴幼儿脚趾，使脚趾缺血甚至导致组织坏死；

9. 婴幼儿学会走路后，尽量选用棉质、软牛皮或软羊皮鞋面的鞋子，保证鞋子舒适、透气；尽量选用有鞋帮的鞋子，能保护婴幼儿脚踝；选择布料或牛筋等硬质鞋底的鞋子，保证婴幼儿行走的安全；尽量选用鞋头较宽，不会挤压脚趾的鞋子，以免影响婴幼儿的脚部发育；尽量选择带搭扣方便穿脱的鞋子，避免选择带鞋带的鞋子，以防婴幼儿被鞋带绊倒；

10. 婴幼儿的鞋一般要比他/她的脚长大概 1 厘米左右，当婴幼儿将脚趾顶到鞋头时，照养人可以在婴幼儿脚后跟和鞋子之间插下一根手指即可；

11. 婴幼儿生长速度快，照养人要经常检查鞋子大小是否合适，并及时更换。

（二）穿衣薄厚适宜

婴幼儿穿衣薄厚要适当，以婴幼儿的舒服和有益健康为宜。判断婴幼儿穿衣薄厚是否合适，可以摸摸婴幼儿的后颈部和手脚。如果婴幼儿后颈温暖且无汗，说明薄厚合适；如果婴幼儿手脚发凉，说明婴幼儿穿少了要加衣服；如果婴幼儿手脚比较热，脸红红的，经常起皮疹，额头及颈下有汗，眼睛有分泌物，说明婴幼儿穿多了要减衣服。

一般来说，如果照养人处于安静状态，婴幼儿处于活动状态时，婴幼儿需要比照养人穿得少；反过来，照养人处于活动状态而婴幼儿处于安静状态时，婴幼儿需要穿得比照养人多。

三、婴幼儿居室环境及物品的清洁消毒

清洁是用物理方法清除污染物体表面的污迹和尘埃，目的是减少微生物，但不能杀灭微生物。消毒是用物理或化学方法，消除或杀灭环境中的微生物病原体，使其无法对人体产生危害，是切断病毒传播途径、防止传染病扩散或蔓延的重要措施之一。

（一）居室环境的清洁消毒

在天气良好的情况下，婴幼儿居室应每天开窗通风 2—3 次，每次 20—30 分钟，保持空气清新。遇雾霾、大风等恶劣天气则应紧闭门窗。

定期打扫卫生，使用湿抹布和湿拖把清洁灰尘等污物，避免扬尘。定期使用 15% 过氧乙酸消毒液熏蒸或紫外线照射进行空气消毒，使用含有效氯 250 mg/L 的消毒液擦拭消毒家具表面，静置 10—30 分钟后再用清水擦洗干净。

居室环境的日常清洁消毒的具体操作步骤详见《0—3 岁婴幼儿保育指导手册》第一章第一节。

（二）玩具的清洁消毒

玩具是婴幼儿生活中重要的"伙伴"，几乎每天都会陪伴在婴幼儿左右，主要包括塑料橡胶玩具、木质玩具、布制毛绒及泡沫海绵玩具、电动电子玩具和绘本图书。脏污的玩具携带了大量的病菌，会增加婴幼儿感染疾病的风险，玩具的清洁消毒尤为重要。

1. 婴幼儿应养成玩玩具前后洗净双手，且不在玩玩具时进食的好习惯，以保持玩具的清洁。

2. 塑料橡胶玩具宜天天清洗，并浸泡在含有效氯 500 mg/L 的消毒液中消毒。

3. 木质玩具应每周清洗 1—2 次，并浸泡在含有效氯 500 mg/L 的消毒液中消毒或煮沸消毒。

4. 布制、毛绒及泡沫海绵玩具应每周用湿毛巾擦拭表面的灰尘和污垢，喷洒温和安全的消毒液后自然晾干；对这类玩具也应定期清洗，浸泡在含有效氯 500 mg/L 的消毒液中消毒或在阳光下暴晒 6 小时以上消毒。

5. 电动电子玩具应定期用湿抹布擦拭清洁，并用 75% 医用酒精擦拭婴幼儿经常触摸的部分。

6. 绘本图书应定期用湿抹布擦拭清洁，并在阳光下暴晒 6 小时以上消毒。

各类玩具的日常清洁消毒的具体操作步骤详见《0—3 岁婴幼儿保育指导手册》第一章第二节。

（三）奶具和餐具清洁消毒

婴幼儿消化系统发育不完善，经口腔进入体内的病原体很容易引发消化系统的感染，保证奶具和餐具的清洁卫生是预防消化系统疾病的重要一环。

奶具和餐具使用后应及时清洗，并煮沸消毒，放入消毒锅中以备下次使用。

奶瓶和餐具的日常清洁消毒的具体操作步骤详见《0—3 岁婴幼儿保育指导手册》第一

章第三节。

(四) 衣物、毛巾和床上用品清洁消毒

如果婴幼儿经常流口水或吮吸衣服袖子等部位,衣物、毛巾及床上用品很容易滋生细菌。为了避免婴幼儿被病菌侵扰、伤害,应格外注意婴幼儿衣物、毛巾及床上用品的清洁消毒。

成人衣物及成人用的洗衣机、洗衣盆中细菌较多,成人和婴幼儿的用品混合清洗可能会污染婴幼儿的用品,进而影响婴幼儿健康。因此,婴幼儿的衣物、毛巾及床上用品要和成人的用品分开清洗,最好手洗或是用婴幼儿专用洗衣机清洗。

与内衣相比,婴幼儿的外衣更加容易脏污且细菌较多,内外衣也应该分开清洗以保证婴幼儿贴身衣物的清洁卫生。

婴幼儿的衣物、毛巾、床上用品等贴近皮肤使用的物品在清洁后,一般使用煮沸或阳光暴晒的方式进行消毒,不用消毒液进行消毒,因为消毒液可能会刺激婴幼儿的皮肤。

婴幼儿的衣物、毛巾及床上用品的日常清洁消毒的具体操作步骤详见《0—3 岁婴幼儿保育指导手册》第一章第四节。

(五) 尿布/纸尿裤和便器清洁消毒

尿布/纸尿裤和便器若清洁消毒不彻底,其中的细菌、病毒等病原体容易引起婴幼儿尿布皮炎和尿路感染。因此,在婴幼儿的日常照料中,需要尤其重视尿布/纸尿裤和便器的清洁消毒。

一次性使用的尿布/纸尿裤清除粪便后及时丢弃到指定地点即可,可多次使用的尿布需要在清除粪便后及时清洗干净,并定期煮沸消毒。婴幼儿便器则需要清洗干净,且定期用含有效氯 500 mg/L 的消毒液浸泡消毒。

尿布/纸尿裤和便器的日常清洁消毒的具体操作步骤详见《0—3 岁婴幼儿保育指导手册》第一章第五节。

第二节　0—3 岁婴幼儿清洁卫生

一、婴幼儿清洁卫生的重要性

皮肤具有保护身体不受病菌入侵、调节体温、感受刺激、排泄废物等一系列重要功能。

婴幼儿的皮肤角质层薄且易脱落,新陈代谢旺盛,易出汗,汗液和皮肤表面污垢容易堵塞毛孔、刺激皮肤,降低皮肤的保护功能。清洁是皮肤功能保持正常的重要措施。

二、婴幼儿盥洗照料

婴幼儿盥洗照料包括眼睛及其分泌物、鼻腔及其分泌物、耳朵及其分泌物、口腔、面部、头部、手部、脐部等部位的清洁。

1. 眼部清洁:使用两支无菌棉签清洁分别清洁两只眼睛,并用温湿毛巾从内向外擦拭眼部。

婴幼儿眼部清洁的具体操作步骤详见《0—3 岁婴幼儿保育指导手册》第二章第一节。

2. 鼻部清洁:当婴幼儿鼻腔分泌物在鼻腔浅处时,可使用无菌棉签旋转轻擦鼻腔浅部的分泌物,并用温湿毛巾擦拭鼻部。当婴幼儿鼻腔分泌物在鼻腔深处时,可使用婴幼儿鼻腔护理喷雾器清洗鼻腔。

婴幼儿鼻腔有分泌物致鼻塞时忌用力擤鼻涕,2—3 岁时可以开始在大人的帮助下学习正确的擤鼻涕方式,用纸巾轻轻遮住两鼻孔外口,按压一侧,清理另一侧,用适宜力度向外擤出分泌物。

婴幼儿鼻腔浅处分泌物清除的具体操作步骤详见《0—3 岁婴幼儿保育指导手册》第二章第二节。

婴幼儿鼻腔冲洗的具体操作步骤详见《0—3 岁婴幼儿保育指导手册》第五章第七节。

3. 耳部清洁:使用无菌棉签擦拭外耳道口可见的耵聍(俗称"耳屎"),并用温湿毛巾擦拭耳部。

婴幼儿耵聍清除的具体操作步骤详见《0—3 岁婴幼儿保育指导手册》第二章第三节。

4. 口腔清洁:未出牙的婴儿可以用喝水的方式清洁口腔(不包括纯母乳喂养的婴儿),已经出牙的婴幼儿可以使用擦拭法清洁口腔,出牙较多的婴幼儿可以使用儿童牙刷清洁口腔。2—3 岁的幼儿,可以引导其餐后用温开水漱口,保持牙齿清洁。

婴幼儿口腔清洁的具体操作步骤详见《0—3 岁婴幼儿保育指导手册》第二章第四节。

5. 流涎护理:及时用柔软的手帕或纸巾给婴幼儿擦拭口水,给婴幼儿挂一个柔软且吸水性强的围兜,及时清洗婴幼儿口周皮肤,必要时可以在口周涂抹润肤霜。

6. 面部清洁:按照双眼、双耳、前额、两颊、鼻部、口鼻周围、下颌的顺序清洁面部。

婴幼儿面部清洁的具体操作步骤详见《0—3 岁婴幼儿保育指导手册》第二章第五节。

7. 头部清洁:使用婴幼儿洗发露或婴幼儿香皂清洁头部,结束后用干棉球吸干外耳道水分。

婴幼儿头部清洁的具体操作步骤详见《0—3 岁婴幼儿保育指导手册》第二章第六节。

8. 手部清洁:尽量使用流动水洗手,协助和引导 1—2 岁的幼儿自己洗手,2—3 岁的幼儿可以开始学习七步洗手法。

婴幼儿手部清洁的具体操作步骤详见《0—3岁婴幼儿保育指导手册》第二章第七节。

9. 指(趾)甲修剪：需要在婴幼儿安静时修剪,并用磨甲棒将指(趾)甲磨平。

婴幼儿指(趾)甲修剪的具体操作步骤详见《0—3岁婴幼儿保育指导手册》第二章第八节。

10. 脐部清洁：新生儿脐带未脱落期间和脱落后一段时间,需要定期用干的无菌棉签清洁脐部分泌物;婴幼儿的脐部可以用温水或温湿毛巾清洁。

婴幼儿脐部清洁的具体操作步骤详见《0—3岁婴幼儿保育指导手册》第二章第九节。

11. 全身清洁：按照面部、头部、颈部、躯干及四肢的顺序进行沐浴或擦浴,当天气寒冷或婴幼儿患病时可以选择擦浴的方式。

婴幼儿全身清洁的具体操作步骤详见《0—3岁婴幼儿保育指导手册》第二章第十节。

12. 衣物穿脱：盥洗过程中给1岁以下婴儿穿脱衣物时动作要轻柔,以免拉伤婴儿。协助和引导1—2岁的幼儿自己穿脱衣服,鼓励2—3岁的幼儿自己穿脱衣服。

婴幼儿衣物穿脱的具体操作步骤详见《0—3岁婴幼儿保育指导手册》第二章第十一节。

13. 婴儿抱姿：盥洗过程中可以采用横抱、竖抱、面向前抱和髋部抱等方式抱婴儿。

婴幼儿抱姿的具体操作步骤详见《0—3岁婴幼儿保育指导手册》第二章第十二节。

三、婴幼儿卫生习惯培养

在生活中要逐步培养婴幼儿以下卫生习惯：

1. 每天早晚洗脸、刷牙,饭后漱口,饭前便后洗手。
2. 夏天每天洗澡、洗头,不能每天洗澡、洗头的季节要每天清洗脸部、臀部、脚部。
3. 经常剪指(趾)甲、理发,勤换衣服、鞋袜。
4. 保持脸部清洁,及时擦鼻涕、洗手等。
5. 坐便盆如厕,不随地大小便,不穿开裆裤。

第三节 0—3岁婴幼儿睡眠

一、婴幼儿睡眠的重要性

睡眠是大脑皮层以及皮下中枢广泛处于抑制过程的一种生理现象。

良好的睡眠可以让婴幼儿身体系统的生理活动和新陈代谢的速度降低,减少身体能量消耗,使身体得到充分的休息,消除日间活动产生的疲劳,为生长发育储备足够的能量;良好的睡眠可以促进生长激素的分泌,帮助骨骼、肌肉、内脏等的生长发育;良好的睡眠还可以让神经系统得到充分的休息,以促进大脑的发育。因此,让婴幼儿拥有高质量的睡眠尤为重要。

二、婴幼儿的睡眠特点

新生儿大脑皮质兴奋性低,很容易进入睡眠状态,除了饥饿和排便时会醒来,其他大部分时间都在睡觉,且没有任何的规律性。随着生长发育,婴幼儿大脑皮质兴奋性增强,婴幼儿的睡眠时间会逐渐缩短并逐渐形成规律。

(一)新生儿

新生儿一昼夜的睡眠时间为 18—20 个小时,睡眠时间不规律。

(二)婴儿

1. 1—3 个月婴儿睡眠规律

1—3 个月婴儿全天睡眠时间 15—20 小时,白天小睡 3—4 次,每次睡眠时间约 2—3 小时,无明显的昼夜规律。

2. 3—6 个月婴儿睡眠规律

3—6 个月婴儿全天睡眠时间 14—15 小时,白天小睡 2—3 次;4 个月时,婴儿"睡眠——觉醒"的生物节律基本形成,睡眠逐渐规律,睡眠时间逐渐集中在晚上,约占全天睡眠时间的2/3,夜间睡眠时间和白天清醒时间都有所延长。

3. 7—12 个月婴儿睡眠规律

7—12 个月婴儿全天睡眠时间 13—14 小时,白天小睡 2 次,每次小睡之间有 3—4 小时清醒;大部分婴儿晚上可连续睡 6 小时以上,10 个月及以后,婴儿基本上能够一觉睡到天亮。

(三)1—3 岁幼儿

1 岁以上幼儿全天睡眠时间 11—13 小时,白天小睡 1—2 次。幼儿 1 岁半以后,白天只需小睡一次,晚上能够连续睡 10 小时。

三、影响婴幼儿睡眠的因素

婴幼儿睡眠时间的长短、睡眠质量的好坏,除了与婴幼儿自身的生理特点有关外,与环境也有着密不可分的关系。常见的婴幼儿睡眠的影响因素如下:

1. 婴幼儿居室内空气污浊、室温过高或过低、过于潮湿或干燥、灯光过强、噪音过大等；

2. 婴幼儿睡前过度兴奋、焦虑或疲劳；

3. 婴幼儿睡前进食过多或不够，造成腹胀或饥饿；

4. 婴幼儿睡前没有及时更换尿布；

5. 婴幼儿衣服或包被过紧、被子太厚等；

6. 婴幼儿睡姿不当，导致胸口受压，呼吸不畅；

7. 睡眠过程中因蚊虫叮咬等引起婴幼儿皮肤瘙痒难忍；

8. 婴幼儿患有湿疹、感冒等各种疾病。

四、婴幼儿睡眠照料

（一）适宜的睡眠环境

1. 适宜的居室温度和湿度

婴幼儿居室内一般以温度 22—24℃，湿度 50—60％为宜。温度、湿度过低、过高或不相适宜都会引起婴儿的不适。冬季使用电暖气容易造成室内干燥，可以用加湿器增加湿度。夏天湿热时，可以用空调除湿，但要注意空调不要对着婴幼儿直吹。

2. 适宜的光线

昼夜光线变化有利于婴幼儿形成昼夜节律，婴幼儿白天睡觉时不必过度遮蔽室内光线，夜晚睡觉时要保持室内光线的昏暗。

3. 保持新鲜空气

室内要适当通风，但要注意不要让风对着婴幼儿直吹。

4. 选择合适的婴儿床及被褥

为婴幼儿选择床垫软硬适中且有护栏的婴儿床，并根据季节和室温及时调整被褥的厚薄。

5. 安全的睡眠环境

婴儿床上不要堆放衣物、包装袋、尿布、毛绒玩具、靠垫、绳子等可能盖住婴幼儿面部或缠住婴幼儿脖子引起窒息的物品；更不要堆放刀、剪刀、毛衣针、尖头的筷子、削好的铅笔等尖锐锋利的物品，以免婴幼儿被划伤或扎伤。

（二）婴幼儿睡前准备

1. 睡前要为婴幼儿清洗脸、脚和臀部，并进行排尿，尿布湿了要及时更换。换上宽松柔软的内衣准备入睡。

2. 睡前不做剧烈活动，避免引起婴幼儿过度兴奋。

3. 不要抱着婴幼儿睡觉，不要用摇晃、拍背等方式来催眠，不要让婴幼儿口含奶嘴睡觉。不要用吓唬、逼迫的方式使婴幼儿入睡，这样会使婴幼儿睡不稳，容易惊醒。

4. 睡前抚触是安抚婴儿的好办法，可以帮助婴儿全身放松、身心愉悦，提高血液中褪黑素的浓度，从而帮助婴儿提高睡眠质量，降低夜醒频率等。睡前抚触宜选择在婴儿睡觉前30—60分钟进行，温水洗浴后进行抚触，时间以10—15分钟为宜。

5. 当婴儿哭闹不停时，将婴儿抱在怀里，放在腿上或肩膀上，或使用"包被法"使婴儿停止哭闹，安然入睡。

包被法的具体操作步骤详见《0—3岁婴幼儿保育指导手册》第三章第一节。

（三）舒适安全的睡姿

婴幼儿的睡眠姿势一般包括仰睡、趴睡和侧睡三种，每一种睡姿都有其优缺点，照养人在关注婴幼儿的睡眠姿势时，应以婴幼儿的安全、舒服为首要原则。

1. 仰睡

婴幼儿平躺着的睡姿为仰睡。

（1）仰睡的优点

相对于趴睡和侧睡来说，仰睡是最为安全的一种睡眠姿势。照养人能够直接且清晰地观察婴幼儿的表情变化，如果婴幼儿有吐奶、溢奶等情况，能够及时发现。婴幼儿平躺在床上时，身体与床接触的面积最大，有利于婴幼儿肌肉的放松，也不会使内脏器官受到压迫，而且手脚也可以自由活动，有利于肢体运动功能的发育。

（2）仰睡的缺点

长期仰睡，会导致婴幼儿的头型受到影响，因此要注意适时帮婴幼儿变换睡姿。仰睡的姿势不适合容易发生呕吐或溢奶的婴幼儿，因为平躺时返流的食物容易呛入气管及肺内而引发窒息。

2. 趴睡

婴幼儿趴在床上，双手高举，头偏一边的睡姿为趴睡。

需要特别注意的是，尚不能挺直脖子和抬头的小婴儿，不适宜趴着睡。所以，一般至少要在婴儿3个月后再让他/她趴睡。

（1）趴睡的优点

婴幼儿即使吐奶，吐出的东西也会顺着嘴角流出，一般不会吸入气管引起窒息。后脑勺不会受到压迫，容易塑造后脑勺浑圆的头型。

（2）趴睡的缺点

婴幼儿趴着睡时，口水不好下咽，容易造成口水外流，而且口鼻容易被枕头、毛巾、被褥等堵住,有窒息的可能。趴睡时颈部扭曲,会导致气道阻塞,也可能会出现窒息。俯卧时,婴幼儿的手脚受压,活动不灵活,有时还会因压迫时间长了而发麻,引起婴幼儿哭闹。因此,当婴幼儿趴睡的时间过长时,照养人要适当帮助婴幼儿调整睡姿。同时要注意床不能太软,也不要用枕头,而且要有专人看护。

3. 侧睡

婴幼儿身体侧向一侧睡觉的睡姿为侧睡。一般对发育影响不大,但需要左右两边轮流侧睡。

（1）侧睡的优点

婴幼儿朝右侧睡时,有利于食物从胃顺利进入肠道,使消化过程变得比较顺畅。如果发生溢奶,呕吐物也会从嘴角流出,不会引起窒息。侧躺可以减少咽喉部分泌物的滞留,使婴幼儿的呼吸道更通畅。

（2）侧睡的缺点

婴幼儿如果长期向一个方向侧躺,容易影响头型和脸型,造成两边脸不对称的现象,所以,要经常变换方向。另外,让婴幼儿侧躺时,别忘了看婴幼儿的耳廓是否向后,避免睡成"招风耳"和"偏头"。

五、婴幼儿良好睡眠习惯的培养

（一）分床独睡

从新生儿时期起,婴幼儿就应单独睡自己的小床。与照养人同睡一床或同盖一床被子既不卫生又不安全,若照养人睡熟后还可能因为压着婴儿而引起婴儿窒息。

（二）睡眠规律的形成

婴儿3个月左右时,就可以开始培养其按时入睡、整夜睡眠的习惯,这样,婴幼儿就逐渐建立了自己的生物钟。

（三）建立昼夜交替模式

可以通过控制卧室的光线和声音来促使婴幼儿生物钟的形成。早上起床的时候,把房间的窗帘拉开,让阳光照射进来。或者是播放轻柔的音乐让婴幼儿自己醒来。白天婴幼儿醒着的时候,尽量多跟他/她一起玩耍,让他/她的房间有充足的日光。

晚上婴幼儿入睡前一两小时,照养人可以把窗帘拉上,调暗室内光线。到了睡觉时间,把灯关掉,把门关好,不让门缝透光或是传进嘈杂声。如果夜里需要照顾婴幼儿,也要选择光线较暗的夜光灯,或者用手电筒。房间的窗帘应该厚实,避免窗外透进灯光。让婴幼儿养成按时入睡、按时起床的习惯。

(四)程序化的就寝仪式

固定的睡前程序可由照养人和婴幼儿共同决定。通常包括给婴幼儿洗澡、换睡衣、讲故事、唱儿歌或给婴幼儿抚触,与婴幼儿一起玩一个安静的游戏。如果照养人能坚持这个睡前程序,婴幼儿就会渐渐明白,做完这一切就该睡觉了。如果婴幼儿知道接下来该干什么,他/她会更放松。而婴幼儿越放松,就越容易快速入睡。此外,在这个过程中,照养人与婴幼儿的互动还会促进婴幼儿的智力发育。

(五)训练婴幼儿自主入睡的能力

观察到婴幼儿有睡意的时候,把他/她放在床上,让他/她自己入睡。如果他/她开始哭,不妨让他/她哭一阵子,照养人可以在一边陪伴和安抚他/她,比如抚摸他/她、轻轻拍拍他/她,但是不要抱起他/她。这样连续几天,婴幼儿便会逐渐养成自己入睡的习惯了。当他/她学会了自己入睡,半夜里醒来时(所有的婴幼儿都会在夜里醒来好几次),也可以不依赖照养人的帮助,自己重新入睡。

(六)保障夜晚安稳地睡整觉

1. 尽量让婴幼儿白天多活动,少睡觉,这样他/她晚上会睡得踏实些,时间也长些。

2. 给婴幼儿创设安静、室温适宜、空气清新、被褥厚薄合适、灯光较暗的睡眠环境。

3. 睡前不要让婴幼儿过于兴奋,每天晚上9点就关灯,保持安静。

4. 晚上睡觉时,如果婴幼儿出现轻度哭闹或烦躁不安,照养人可以轻拍或抚摸他,使他重新入睡。还可以靠近婴幼儿的耳朵发出"嘘"的声音,尽量让自己的声音和婴儿的哭声一样大。轻声哼唱有时也是安抚婴儿的好办法之一。

知识拓展

托育机构7—36个月婴幼儿睡眠保育要点:

1. 7—12个月

(1)识别婴儿困倦的信号,通过常规睡前活动,培养婴儿独自入睡的能力。

(2)帮助婴儿采用仰卧位或侧卧位姿势入睡,脸和头不被遮盖。

(3)注意观察婴儿的睡眠状态,减少抱睡、摇睡等安抚行为。

2. 13—24 个月

（1）固定幼儿睡眠和唤醒时间，逐渐建立规律的睡眠模式。

（2）坚持开展睡前活动，确保幼儿进入较安静状态。

（3）培养幼儿独自入睡的习惯。

3. 25—36 个月

（1）规律作息，每日有充足的午睡时间。

（2）引导幼儿自主做好睡眠准备，养成良好的睡眠习惯。

睡眠指导建议：

1. 为婴幼儿提供良好的睡眠环境和设施，温湿度适宜，白天睡眠不过度遮蔽光线，设立独立床位，保障安全、卫生。

2. 加强睡眠过程巡视与照护，注意观察婴幼儿睡眠时的面色、呼吸、睡姿，避免发生伤害。

3. 关注个体差异及睡眠问题，采取适宜的照护方式。

——资料来源：国家卫生健康委《托育机构保育指导大纲（试行）》

第四节　0—3 岁婴幼儿排便及如厕

一、婴幼儿大便

（一）婴幼儿正常大便的特点

新生儿出生 24 小时内会排出胎便，颜色墨绿、黏稠，没有臭味。胎便一般在出生后 2—3 天排完。随后 2—3 天，排出棕褐色的过渡便，以后逐渐变成黄色的正常大便。如果新生儿出生后 24 小时内无胎便排出，要及时寻找原因，检查是否是因消化道畸形所致。一般喝母乳的新生儿每天大便 4—6 次，比喝配方奶的新生儿的大便次数要多。

1—6 个月母乳喂养的婴儿每天可能大便 3—5 次，也有少数婴儿每天大便 1 次。大便呈黄色或金黄色，软膏样，味酸，不臭，并混杂一些颗粒状的物质或奶瓣，而且大多数是不成形的软便,甚至是稀便,这种性状会持续到婴儿开始添加辅食。

1—6个月配方奶喂养的婴儿多数每天排便1次或两天排便1次,大便多呈棕黄色或黄色,均匀较硬,有臭味,要更成形些。

7—12个月的婴儿每天大便1—2次,有的婴儿会隔天一次。

婴幼儿的大便一般是稠糊状便、软便,或者成形便。只要婴儿的饮食正常,大便不干燥,排便不困难,不是水样便,都属于正常现象。

(二)婴幼儿异常大便的判断

当婴幼儿出现以下异常大便的情况时,要及时到医院就诊。

1. 绿色稀便:每天大便次数多为5—10次,一般都在因天气变化受凉或饥饿后发生,大便呈绿色稀糊状。

2. 蛋花样大便:每天大便5—10次,含有奶瓣,一般无黏液,量时多时少,水分较多,多见于病毒感染,应该及时就诊。

3. 油性大便:粪便呈淡黄色,液状,量多,像油一样发亮,在尿布上或便盆中如油珠一般可以滑动,这一般表示婴儿食入的奶中脂肪含量过多,多见于人工喂养的新生儿。

4. 黏液或脓血便:多见于夏季天气炎热时,排便次数增多,排便后又想排便,有脓血样便,伴有发热,考虑细菌性痢疾。多为细菌感染引起,应及时就诊。

5. 水样便:大便次数在每天10次以上,多见于秋季和冬季,由肠道病毒感染引起,粪便呈水状,量时多时少。由于婴幼儿丢失水分多,所以容易出现脱水表现,如精神不振,吐奶、不吃奶,小便少或者无,口唇干燥,眼窝凹陷,眼泪少或无眼泪,皮肤弹性差等。出现这样的情况应及早就诊。

6. 黑色大便:婴幼儿的大便像黑色的柏油样大便,可能是上消化道出血。

7. 果酱样大便:婴幼儿有阵阵腹痛或是频繁呕吐,考虑肠套叠或肠坏死。

8. 便秘:3—4天或更长时间才大便一次,多为天热出汗多,但饮水又过少所致。婴幼儿大便比较困难,大便干,呈颗粒状,出现腹胀、不安、哭闹等表现,多见于人工喂养的婴幼儿。出现上述表现,应及时就诊。

9. 大便中带血丝:大便表面有鲜血,与粪便不混在一起,排便时哭闹。考虑大便干燥、肛门破裂,应及时就诊。

二、婴幼儿小便

(一)婴幼儿正常小便的特点

新生儿在出生后的12小时内应排第一次小便。刚出生的新生儿一般尿少,尿量约10

毫升,以后逐渐增多。随着哺乳量增加,尿量也逐渐增加,一昼夜可达 20 次,每天尿量约 200 ml。尿液呈浓黄色。随着尿量增加,尿液清亮透明,无色无味;如果出生后 48 小时仍无尿,则要考虑有无泌尿系统畸形,应请医生诊治。

正常的小便呈无色、淡黄至深黄色,尿液越浓,颜色就会越深。若婴幼儿的尿液呈深黄色,要考虑妈妈的乳汁够不够,婴幼儿喝水量是不是太少或出汗是不是太多。

随着年龄的增加,神经系统及肾脏功能的发育成熟,婴幼儿能有意识地控制膀胱的收缩,小便次数会逐渐减少。1—6 月龄婴儿每天小便 10—15 次,6—12 月龄婴儿每天小便 8—10 次,1—3 岁幼儿每天小便 6—8 次。婴幼儿的小便次数会随着个体、季节、饮食、饮水量的差异而不同。

(二) 婴幼儿异常小便的判断

当婴幼儿出现以下异常小便的情况时,要及时到医院就诊。

1. 尿液呈红色:婴幼儿眼皮浮肿,尿液像血水,尿内含有大量的红细胞或血液,多见于血液病、尿道损伤、肾炎、尿路结石。

2. 尿液混浊呈脓样:婴幼儿伴有尿频,尿急、尿痛,尿液中含有大量白细胞,多为尿路感染引起。

3. 尿液呈橘黄色尿:婴幼儿的尿液呈深橘黄色或棕绿色,考虑由肝胆疾病引起。

三、婴幼儿排便照料

(一) 尿布/纸尿裤的选择

新生儿的皮肤非常娇嫩,因此,应用柔软、吸水好的棉布做尿布。尿布颜色宜浅,便于观察大小便的颜色。避免使用化纤织物做尿布,化纤织物不仅吸水性差,而且容易引起皮肤过敏。

纸尿裤采用特殊材料,应用先进的工艺,经特殊处理制成,具有柔软、吸水性强的特点。因纸尿裤表面有隔水层,所以不会对皮肤产生刺激,也不会使排泄物污染衣裤、被褥。纸尿裤要根据婴幼儿的个体情况选择,弹性好、有侧腰围和后腰围的纸尿裤不会束缚到婴幼儿的肚子,能够让婴幼儿使用起来更舒适。

(二) 尿布/纸尿裤的更换

婴幼儿经常会在换尿布时烦躁不安,甚至会哭闹不止,这可能是照养人换尿布的技巧不佳,让婴幼儿不舒服造成的。掌握正确的方法可以让婴幼儿更换尿布的过程更加顺利。

尿布/纸尿裤更换的具体操作步骤详见《0—3岁婴幼儿保育指导手册》第三章第二节。

（三）婴幼儿便后清洁

在进行婴幼儿便后清洁的时候，要从婴幼儿的腹部往臀部方向清洗，先清洗婴幼儿的大腿和腹股沟，然后清洗外生殖器，最后清洗肛门和臀部。清洗时动作要轻些，以免破坏皮肤的角质层。男性婴幼儿和女性婴幼儿的身体结构不同，要用不同的清洗方式。

婴幼儿便后清洁的具体操作步骤详见《0—3岁婴幼儿保育指导手册》第三章第三节。

四、婴幼儿如厕训练

（一）如厕训练的重要性

1—3岁是幼儿各种良好行为习惯养成的关键时期。所以，必须让幼儿在这期间学会控制自己的大小便，知道大小便去厕所，不随地大小便，以及养成一切与排便有关的文明习惯，培养婴幼儿良好的生活及卫生习惯。

（二）如厕训练的方法

如厕训练需要循序渐进，照养人可以鼓励1—2岁的幼儿及时表达大小便需求，形成一定的排便规律，逐渐学会自己坐便盆；培养2—3岁的幼儿自主如厕。

1. 掌握如厕训练的时机

当幼儿大便次数较少，且时间相对固定，以及排便前有明显信号时，照养人比较容易捕捉婴幼儿的排便时机，这样会增强照养人对幼儿排便训练的信心。

2. 如厕训练的方法

（1）应把训练幼儿坐便盆看作是很有趣的亲子交流，而非一件有压力的事。

（2）利用幼儿在这个阶段的模仿欲望，给幼儿看训练坐便盆的图画书，或者让幼儿向爸爸、妈妈学习，并耐心地向幼儿解释该怎么做，减少幼儿对坐便盆的恐惧感。

（3）给幼儿准备一个造型可爱有趣的便盆，尽量放在固定的位置。

（4）当幼儿想要排便时，鼓励幼儿及时表达大小便的需求，及时带幼儿去坐便盆，同时发出"嘘嘘"或"嗯嗯"等用力的声音。每次只让幼儿在便盆上坐几分钟。这样训练一段时间后，婴幼儿一般就会养成坐便盆排便的习惯。

（5）男孩最好先学习坐着小便，然后再学习站着小便。

3. 如厕训练时的卫生清洁

在进行如厕训练的同时，应培养幼儿良好的卫生习惯。在幼儿便前便后，给幼儿用流动的自来水和肥皂洗手（不具备流动的自来水条件时，可以用洗手盆洗手）。在幼儿便后，教幼儿如何擦臀部。若是女孩，应该注意由前向后擦（从腹部往臀部方向），以防止将细菌从肛门带到阴道或膀胱。

第五节　0—3岁婴幼儿运动促进

一、婴幼儿运动促进的重要性

婴幼儿运动促进是婴幼儿保持身体健康非常重要的一种方式。运动不仅能强健体魄，还能提高婴幼儿的运动协调能力，促进婴幼儿的新陈代谢及生长发育。

二、婴儿抚触

（一）抚触的意义

抚触会增进照养人与婴儿之间的情感交流，安抚婴儿的情绪，有效减少婴儿的哭闹现象。另外，抚触还能促进食物的消化吸收，促进婴儿的身体生长发育，预防感冒，提高睡眠质量等。同时，抚触后，还可以让婴儿进行俯卧锻炼，促进大运动发育。

（二）抚触的时间

新生儿出生1天后就可以开始进行抚触。一般在洗澡后或两次喂奶之间做抚触，每次10—15分钟，每天1—2次。抚触时环境温度最好能达到26—28℃，这样才可以让新生儿皮肤裸露。

（三）抚触的方法

把抚触油倒在手上，揉搓温热后涂在婴儿身上进行抚触。抚触过程中，照养人要面带微笑，看着婴儿的眼睛，并且和婴儿进行交流，还可以放些柔和的轻音乐，让整个过程变得更加轻松愉悦。

抚触的顺序是：头部→胸部→腹部→上肢→下肢→背部→臀部，用力要恰当。每个部位的动作重复4—6遍，逐渐做到连贯而熟练。

做抚触时，要注意观察婴儿的反应，如果婴儿出现不适，需要马上停下来。

婴儿抚触的具体操作步骤详见《0—3岁婴幼儿保育指导手册》第四章第一节。

三、三浴锻炼

（一）三浴锻炼的意义

婴儿满月后，照养人要经常带婴儿到户外晒太阳、接触新鲜空气。通常来讲，利用自然界的日光、空气、水等不同刺激来进行锻炼，让婴幼儿接触空气、阳光和水，这就是"三浴锻炼"。"三浴锻炼"能增加机体的耐受力和对疾病的抵抗力，对婴幼儿的健康大有裨益。

（二）空气浴

空气中含有氧气，越新鲜的空气含氧越丰富。让婴幼儿的皮肤与干净、新鲜的空气接触就叫"空气浴"。空气浴不仅可以促进婴幼儿的新陈代谢，增加婴幼儿的食欲和睡眠，而且还能增强肺的功能，减少呼吸道疾病的发生。空气湿度、温度和气流的变化能刺激婴幼儿体温调节机能的发育，增强婴幼儿对环境的适应能力。

进行空气浴时，要把婴幼儿的衣服敞开，取走尿布，让婴幼儿的皮肤暴露在空气中，并时常改变婴幼儿身体的位置，使身体的各部位都能接触到空气。

空气浴的时间最初可以从2—3分钟逐渐增加到1—2小时。

夏季可以到室外进行空气浴，每天1—2次。冬季在室内两天进行1次，不能在室外进行。

空气浴要在婴幼儿精神饱满时进行，婴幼儿患病时要停止空气浴。

（三）日光浴

日光浴就是晒太阳。婴幼儿的皮肤适当接受日光照射，能促进血液循环，增强体质。而且，日光中的紫外线能促使皮肤中的一些物质转变成维生素D，帮助婴幼儿的身体吸收钙和磷，有利于其骨骼的生长，使骨骼和牙齿更强健，预防婴幼儿佝偻病的发生。

婴幼儿每天应安排一定的户外晒太阳的时间。夏季时间最好是上午9—11点，下午3—5点，气温以20—24℃为宜；冬春季上午10点以后，下午3点以前。这是进行日光浴的最好时段。

婴幼儿晒太阳的时间不宜过长，刚开始的时候，10—20分钟即可，然后逐渐增加时长，每次日光浴的时间以不超过30分钟为宜，一天累积两小时左右。

晒太阳时尽量让婴幼儿少穿衣服，使身体的大部分可以直接接触到阳光。要避免太阳光太强直射头部，可给婴幼儿戴上白色棉布遮阳帽。

冬天进行日光浴时,不要隔着玻璃,也不要将婴幼儿裹得严严实实,一定要裸露出婴幼儿的皮肤,如后脑勺、双手和双脚。

进行日光浴的时候,要注意保护婴幼儿的眼睛,不要让婴幼儿直视阳光、头及脸部,尽量避免太阳的直接照射。

(四) 水浴

通过洗澡、洗头、洗脸、玩水、游泳等方式给婴幼儿进行水浴。

长期用温水给婴幼儿洗手、洗脸、洗脚,可以加强其对外界冷热变化的适应能力,温水和较强的水流可以刺激全身或局部皮肤,促进血液循环和新陈代谢,增强体温的调节机能。

可以从比较暖和的季节开始训练,到冬季逐步适应。婴儿阶段,水浴的时候要用温水,比如用微温的水洗脸、洗手,用温水洗澡、洗头。等婴幼儿半岁以后,可以让婴幼儿接触30℃左右的水,比如夏天用自来水洗脸、洗手、玩水等,冬天可以用温水来洗。

冬春季节可每日进行一次水浴,夏秋季节可每日两次,每次约7—12分钟。

每次洗浴完毕应立即擦干,并用温暖的毛巾或包布包裹住婴幼儿。为保持水温,水浴过程中不断向盆内加温水。

最佳的水浴是游泳,游泳虽然对婴幼儿有很多好处,但是对水质、温度和安全的要求都比较高,有条件的可以让婴幼儿学习游泳。

四、婴儿操

(一) 婴儿操的意义

婴儿操可以直接让婴儿被动地改变身体的姿势,为婴儿提供更多的运动机会,促进婴儿动作由被动向主动发展,促进血液循环与呼吸系统功能,增强新陈代谢,锻炼骨骼肌肉,增强身体的协调性、灵活性及自控能力。一起做婴儿操还有助于建立婴儿与照养人之间的感情。

(二) 婴儿操的步骤

婴儿操分为1—6个月婴儿被动操和7—12个月婴儿主被动操,其中的每个动作都做4×4拍。1—6个月婴儿被动操分为上肢运动、肘部运动、扩胸运动、上肢放松运动、下肢运动、两腿轮流伸展、下肢伸直上举、下肢放松运动等动作。7—12个月婴儿主被动操分为上肢绕肩运动、扩胸运动、起坐运动、桥形运动、体后曲运动、体前曲运动、下肢绕环运动、跳跃运动等动作。

婴儿操的具体操作步骤详见《0—3岁婴幼儿保育指导手册》第四章第二节。

第六节　0—3岁婴幼儿作息安排

一、婴幼儿作息规律的重要性

随着婴幼儿日益长大，他们的作息时间也需要相对稳定，应合理安排每日的三餐时间，培养良好的睡眠习惯。合理的作息对婴幼儿的生长发育非常重要，也是婴幼儿日常照料中的重要内容。

（一）有利于神经系统的发育

婴幼儿时期大脑皮质功能发育不够成熟，在一定时间的活动后，大脑就会受到抑制，合理的生活制度使大脑皮质的活动和休息得到适宜的交替。

（二）有利于消化系统的发育

婴幼儿消化系统的功能发育也未成熟，但由于生长发育迅速，每天对于能量的需求量相对较成人多。因此，要合理安排进餐次数和间隔时间。

（三）帮助婴幼儿建立心理预期

婴幼儿感受外界环境的能力很强，一旦建立规律的作息习惯，就会对每天的生活节律性有所预测，知道自己什么时候该干什么，会形成更加稳定的心理预期，不易哭闹。规律作息的生活对于婴幼儿以后的生长发育、性格形成和良好习惯的养成等更是有着潜移默化的影响。

（四）有利于照养人照护婴幼儿

如果婴幼儿每天吃、玩、睡的时间规律比较固定，那么照养人每天照顾婴幼儿就可以依据规律有条不紊地进行，还在哺乳期的妈妈也不需要随时等待喂奶。更重要的是，这时候婴幼儿哭了，只需根据时间判断是饿了还是困了，哭声也就更具参考性。所以，培养婴幼儿按时作息的生活习惯很重要。

二、婴幼儿作息安排

（一）婴幼儿作息的特点

新生儿时期，婴儿每天大部分时间几乎都在睡觉。但随着年龄的增长，有些婴儿会出现黑白颠倒的现象，白天呼呼大睡也睡不醒，晚上醒了却怎么也哄不睡，这种情况不断持续，不但会导致照养人身心疲劳，更重要的是，对婴儿的健康也极为不利。

婴儿在3个月左右时会渐渐形成日常作息规律。在日常照料中，照养人应通过有效平衡婴幼儿的进食、睡眠和玩耍时间，帮助婴幼儿建立规律的作息，养成良好的睡眠起居习惯，这对婴幼儿的健康成长很重要。

（二）婴幼儿作息安排的注意事项

婴幼儿的一日作息主要包含吃、睡和玩三个方面。做好一日作息安排，需要掌握不同月龄段婴幼儿的喂养频次、睡眠时间和每天日常活动的需求和特点。

一日作息安排的调整应根据婴幼儿的生理需要，并结合年龄特点进行。

照养人每天给婴幼儿安排的各种活动应以游戏为主，可通过动静结合的形式进行。

作息安排应根据季节的变化和家庭环境的实际情况进行合理调整。

（三）婴幼儿一日作息具体安排

婴幼儿一日作息安排是根据不同月龄婴幼儿的生理特点进行的，需要根据季节的不同进行适当调整，保证婴幼儿有充足的休息时间。每个家庭的情况有所不同，婴幼儿也具有较大的个体差异，以下一日作息安排表仅供参考，每个婴幼儿的具体作息安排还需根据实际情况制定。

1. 7—12个月婴儿的一日作息安排

表3-6-1 7—12月龄婴儿一日作息安排表

序号	时间	活　　动
1	7:00～7:30	起床、早餐
2	7:30～9:30	室内活动（亲子活动、游戏）
3	9:30～10:30	睡眠
4	10:30～11:00	加餐

序号	时间	活动
5	11:00~12:00	室外活动(亲子活动、游戏)
6	12:00~12:30	午餐
7	12:30~14:30	睡眠
8	14:30~16:30	室外活动(亲子活动、游戏)
9	16:30~18:00	室内活动(亲子活动、游戏)
10	18:00~18:30	晚餐
11	18:30~19:30	室内活动(亲子活动、游戏)
12	19:30~20:30	盥洗、排便
13	20:30~21:00	睡眠

2. 13—18 个月幼儿的一日作息安排

表 3-6-2　13—18 月龄幼儿一日作息安排表

序号	时间	活动
1	7:00~8:00	起床、盥洗、如厕
2	8:00~8:30	早餐
3	8:30~10:00	室内或室外活动(亲子活动、游戏)、加餐
4	10:00~11:30	睡眠
5	11:30~12:00	午餐
6	12:00~14:30	睡眠
7	14:30~15:00	加餐
8	15:00~17:00	室内或室外活动(亲子活动、游戏)
9	17:00~18:00	晚餐
10	18:00~20:00	室内活动(亲子活动、游戏)
11	20:00~21:00	盥洗
12	21:00~次日 7:00	睡眠

3. 19—24 个月幼儿的一日作息安排

表 3 - 6 - 3   19—24 月龄幼儿一日作息安排表

序号	时间	活　　动
1	7:00～7:30	起床、盥洗、如厕
2	7:30～8:00	早餐
3	8:00～9:30	室内活动(亲子活动、游戏)
4	9:30～10:00	加餐
5	10:30～11:30	室外活动(亲子活动、游戏)
6	11:30～12:00	午餐
7	12:00～14:00	睡眠
8	14:00～14:30	加餐
9	14:30～16:30	室外活动(亲子活动、游戏)
10	16:30～18:00	室内活动(亲子活动、游戏)
11	18:00～18:30	晚餐
12	18:30～20:00	室内活动(亲子活动、游戏)
13	20:00～21:00	盥洗、如厕
14	21:00～次日 7:00	睡眠

4. 25—36 个月幼儿的一日作息安排

表 3 - 6 - 4   25—36 月龄幼儿一日作息安排表

序号	时间	活　　动
1	7:00～7:30	起床、盥洗、如厕
2	7:30～8:00	早餐
3	8:00～9:30	室内活动(亲子活动、游戏)
4	9:30～11:30	室外活动(亲子活动、游戏)、喝水
5	11:30～12:00	午餐
6	12:00～14:30	睡眠

序号	时间	活 动
7	14:30～15:00	加餐
8	15:00～17:30	室外活动(亲子活动、游戏)、喝水
9	17:30～18:00	晚餐
10	18:00～20:00	室内活动(亲子活动、游戏)
11	20:00～21:00	盥洗、如厕
12	21:00～次日7:00	睡眠

本章主要参考文献

1. 斯蒂文.谢尔弗.美国儿科学会育儿百科(第六版)[M].陈铭宇,等,译.北京:北京科学技术出版社,2017.

2. 关宏岩,曹彬.儿童健康科普指南[M].北京:北京出版社,2014.

3. 中华人民共和国国家卫生健康委员会.托育机构保育指导大纲(试行)[Z].2021.

4. 文颐,王萍.0—3岁婴幼儿保育与教育[M].北京:科学出版社,2015.

5. 孔宝刚,盘海鹰.0—3岁婴幼儿的保育与教育[M].上海:复旦大学出版社,2012.

6. 金扣干,文春玉.0—3岁婴幼儿保育[M].上海:复旦大学出版社,2012.

7. 王惠珊,李荣萍.读懂你的宝宝:送给0—1岁婴儿妈妈的礼物[M].北京:人民卫生出版社,2014.

8. 戴耀华,郝波.读懂你的宝宝:送给1—3岁幼儿的礼物[M].北京:人民卫生出版社,2014.

9. 李荣萍,张雪峰.0—3岁婴幼儿早期发展工作指导手册[M].北京:人民卫生出版社,2010.

第四章

0—3 岁婴幼儿
五官保健

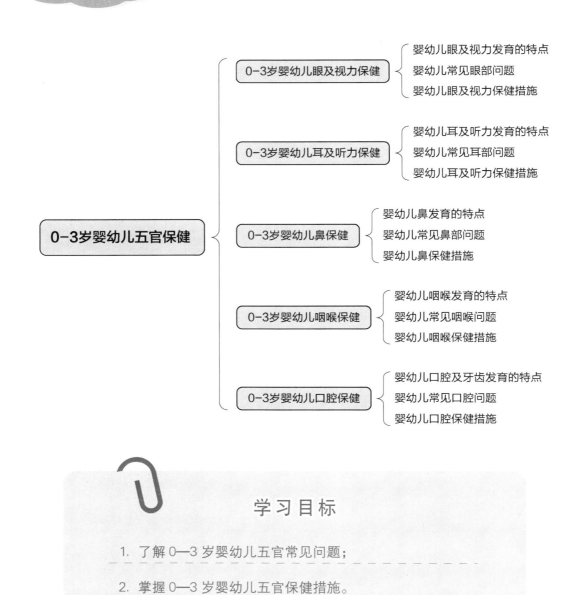

婴幼儿的五官保健是指定期对眼、耳、鼻、喉及口腔进行健康检查，接受医生的保健指导，以便及早发现和治疗婴幼儿的五官健康问题，保护婴幼儿的视力、听力、口腔等，从而免受疾病的侵害。如果不能很好地进行五官保健，就可能会影响婴幼儿的视力、听力及口腔的

发育,影响婴幼儿一生的幸福。照养人应掌握五官保健和护理知识,密切观察及呵护婴幼儿的五官,更好地促进婴幼儿的身心健康发展。

第一节　0—3 岁婴幼儿眼及视力保健

婴幼儿眼及视力保健要求照养人掌握婴幼儿眼及视力发育的特点,能够在早期发现婴幼儿视力异常情况;同时,按照国家颁布的体检要求,定期为婴幼儿进行视力评估和相关眼病的筛查,发现婴幼儿视力异常的现象并予以矫治,预防影响婴幼儿视觉发育的眼病,一经发现,尽早治疗,减少婴幼儿眼部疾病的发生发展,保护婴幼儿视功能并促进其正常发育。

眼睛是心灵的窗户,80%—90%的外界信息是经过视觉通道传输给大脑的。各种眼部疾病(如近视、远视、弱视等)不仅会影响视觉发展,还会影响婴幼儿的生活质量。所以照养人要定期带婴幼儿到医院进行眼及视力的常规检查,引导婴幼儿养成良好的用眼习惯,增强爱眼、护眼意识,让婴幼儿拥有良好的视力,不让眼病对婴幼儿的生活产生负面影响,才能保证婴幼儿的生活质量。

一、婴幼儿眼及视力发育的特点

(一)眼的基本结构和功能

眼是人的视觉器官,由眼球和眼附属器组成。其中,眼球是主要部分,形状近似球体,由眼球壁和眼球内容物组成(图 4-1-1)。眼球壁分为外、中、内三层,外层为巩膜和角膜,中层为脉络膜、虹膜、睫状体,内层为视网膜和视神经内段。眼球内容物包括房水、晶状体和玻璃体。眼附属器位于眼球周围,包括眼睑、泪器、睫毛等,对眼球有支撑、保护等作用。

(二)视觉形成过程

物体上反射的光线依次通过角膜、瞳孔进入眼球,晶状体类似于一个可以调节焦距的凸透镜,光线经过晶状体的折射,最终在视网膜上形成一个物体的缩小的倒立的图像(图 4-1-2)。

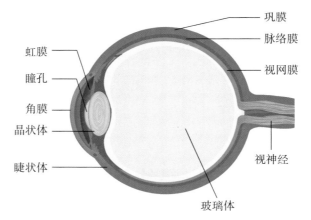

图 4-1-1　眼球的基本结构和功能

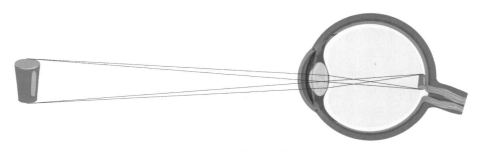

图 4-1-2　眼球成像机制

视网膜上的细胞将图像转化为神经信号,通过视觉传导通路传输给大脑,大脑进一步处理这些神经信号,就形成了视觉,这时人就可以看到眼前的物体。

（三）婴幼儿眼及视力发育的特点

0—3 岁是眼球发育最快速的时期,之后发育速度会逐渐减慢,在 5 岁时逐渐发育完善。0—5 岁幼儿的视力发育的特点如下:

- 新生儿期会对光产生反应;
- 2—3 个月时视力为 0.01—0.02,有注视物体的能力,可以用眼睛追随一个移动的物体;
- 4—5 个月时视力为 0.02—0.05;
- 6—9 个月时视力为 0.06—0.1;
- 10—12 个月时视力为 0.1—0.2;
- 1 岁时视力为 0.2—0.3;
- 2—3 岁时视力为 0.3—0.6;

- 4 岁时视力为 0.8—1.0；
- 5 岁时视力为 1.0 及以上。

5 岁以下幼儿的眼睛发育不完善，眼球前后距离短，晶状体折射后的物体成像往往落在视网膜后面，造成生理性远视(如图 4-1-3)。随着眼球的逐渐发育，眼球前后距离增长，一般 5 岁左右的幼儿视力可达到正常水平。

5 岁以下幼儿的晶状体弹性较好，晶状体厚度的调节能力强，尽管存在生理性远视，也可以通过睫状肌调节晶状体厚度，看清楚近处的细小物品。但与视力正常的成人相比，5 岁以下幼儿在长时间看近处后，更容易出现睫状肌疲劳、晶状体凸度变大而调节能力下降的现象。

二、婴幼儿常见眼部问题

(一) 近视

近视是指眼在调节静止状态下，平行光线经过眼的折射后所聚成的焦点位于视网膜之前，因此，在看远处时物像在视网膜上形成一个模糊的弥散环而视物不清(如图 4-1-3)。

1. 病因

(1) 遗传因素

近视与遗传有很大的关系，有调查表明，在父母均有高度近视的家庭中，所有的婴幼儿都患有高度近视；在父母中有一人患有高度近视的家庭中，有 57.7% 的婴幼儿患有高度近视；而父母视力都正常的家庭，只有 21.3% 的婴幼儿患有高度近视。

(2) 环境因素

持续近距离看书、玩手机、看电视等，走路、躺着、乘车时看书，过度使用电子产品等不良用眼习惯会导致近视的发生和发展。

2. 表现

(1) 经常眯着眼睛看远处的物体，否则就看不清。

(2) 看书和看电视时，眼睛离书本、电视的距离变近。

(3) 容易紧皱眉头、斜视、歪着头看东西。

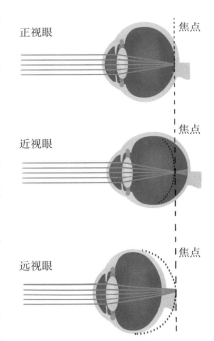

图 4-1-3 近视眼和远视眼成像

（4）有时还会出现眼睛胀痛、头疼及恶心等现象。

（二）弱视

弱视是婴幼儿的常见眼病之一，是指在 6 岁以前由于斜视、远视、散光、上眼睑下垂等原因引起的视觉发育停滞，导致戴眼镜后的矫正视力也不能达到相应年龄正常儿童的视力水平。

1. 病因

斜视、远视、近视和散光、先天性白内障、重度上眼睑下垂以及先天的视中枢及视神经发育不良等都会引起弱视。

2. 表现

视力低下，看不清东西，喜欢眯着眼睛看。

三、婴幼儿眼及视力保健措施

由于婴幼儿尚未获得正常的视觉感知，认知水平有限，不会表述，而大多数眼病没有明显的疼痛与不适，照养人难以发现视力问题。这些因素都会影响婴幼儿的视力发育，造成眼部疾病的发生。婴幼儿时期为眼发育最快的时期，在婴幼儿生长发育的过程中，照养人只有了解婴幼儿眼发育的相关知识，才能在养育婴幼儿时准确判别其眼结构和功能有无异常，并避免外界因素对眼的不利影响，及时让患眼病的婴幼儿获得治疗的良机，从而更好地保护婴幼儿的眼部，加强眼部保健，促进婴幼儿视力的发育。

（一）定期进行眼部检查

在新生儿时期及婴幼儿 3、5、8、12、18、24、30、36 个月时，照养人应定期带婴幼儿到正规医院进行眼部筛查和视力评估，及早发现近视、远视、弱视、斜视、白内障、青光眼等眼部疾病，及时对症治疗，减轻眼病对婴幼儿视觉发育的不良影响。

（二）发现异常，及时就诊

在日常生活中，对照婴幼儿眼部及视力发育特点，观察到婴幼儿有缺乏视觉追踪、眼睛充血、怕光流泪、眼屎增多、内外斜视、视物距离过近等异常情况时，应及时到正规医院就诊。

（三）谨遵医嘱，避免随意用药

由于婴幼儿眼部发育不成熟，不要随意给婴幼儿使用眼药水及眼保健产品，要在专业医生的指导下合理使用眼部药物及保健产品。

（四）注意眼部的清洁卫生

婴幼儿应尽量用流动水洗脸。

婴幼儿应使用专用的毛巾和脸盆,避免和他人共用物品后引起交叉感染。

婴幼儿要勤洗手,不要用手揉眼睛,以防手部细菌、病毒、衣原体等感染眼睛。

（五）注意眼部使用卫生

1. 合理使用电子产品

（1）由于婴幼儿视觉发育不成熟,尽量避免0—2岁婴幼儿接触电子产品,如手机、电脑、电视等。

（2）由于婴幼儿正处于视觉发育期,眼部肌肉容易疲劳,2岁以上幼儿每天接触电子产品的时间累计不要超过1小时,越少越好,每次不要超过20分钟。

（3）2岁以上幼儿在使用电子产品时,眼睛要和屏幕保持一定的距离,眼睛与各种电子产品荧光屏的距离一般为屏面对角线的5—7倍,屏面略低于眼高,以免太近影响视觉发育。例如,看电视时,尽量坐在距离电视屏幕3米外的地方。

（4）2岁以上幼儿在使用电子产品时,应保持环境亮度,不要关灯;还应该端正婴幼儿坐姿,不要躺着或斜靠在床头。

2. 培养良好的学习习惯

（1）婴幼儿应尽量在光线充足的环境中进行读书、写字、画画、做手工等学习活动。

（2）婴幼儿坐姿端正,眼睛距离书本33 cm左右;避免婴幼儿长时间趴着或躺着进行读书等学习活动。

（3）每次读书尽量不要超过30分钟,休息一段时间后,可以继续读书,休息时可以听听音乐或朝远处眺望。

3. 加强眼部锻炼

（1）每天带婴幼儿进行不少于2小时的户外活动,鼓励并引导婴幼儿向远处眺望,这样能够促进婴幼儿眼部肌肉的放松,有利于眼部视觉发育。

（2）3岁左右的幼儿眼球及视觉发育不断成熟,可以学习做眼保健操,帮助眼部肌肉放松,有利于视觉发育。

4. 避免不良及危险行为

（1）发现婴幼儿有故意对眼或频繁眨眼等不良行为时,可以通过听音乐或玩玩具的方式分散婴幼儿在不良行为上的注意力,制止这类不良行为。

（2）尽量避免让婴幼儿接触到有尖角的、容易刺伤眼睛的玩具或锐利器械,尽量购买安全系数较高的玩具,以免造成婴幼儿眼外伤。

（3）婴幼儿应当远离烟花爆竹、强酸强碱等有害物质,以防这些物品对眼部的伤害。

（六）预防传染性眼病

教育和督促婴幼儿经常洗手,在手部脏污时不揉眼睛。

不要带患有传染性眼病的婴幼儿到人群聚集的场所,尽量将婴幼儿隔离在家中,以免将眼病传染给其他人。

第二节　0—3岁婴幼儿耳及听力保健

婴幼儿耳及听力保健要求照养人掌握婴幼儿耳及听力发育的特点,能够判断婴幼儿听力异常情况;同时,按照国家颁布的体检要求定期为婴幼儿进行听力评估和相关耳病的筛查,及时发现婴幼儿听力异常的现象并予以矫治,预防中耳炎等影响婴幼儿听觉发育的耳病,一经发现,及时治疗,避免使用耳毒性药物（如链霉素、庆大霉素等等）,减少婴幼儿耳部疾病的发生发展,保护婴幼儿的听力功能并促进其正常发育,提高婴幼儿健康水平。

一、婴幼儿耳及听力发育的特点

（一）耳的基本结构和功能

耳是听觉和位觉的感觉器官,包括外耳、中耳和内耳三部分（图4-2-1）。外耳和中耳是声波传导器官。外耳包括耳廓和外耳道两部分,中耳包括鼓室、听小骨及鼓膜。内耳包括前庭、半规管和耳蜗,其中前庭和半规管是位觉感受器的所在处,与身体的平衡有关。此外,耳还可以通过中耳内的咽鼓管与咽部相通。

（二）听觉形成过程

外界的声波经过外耳道传到鼓膜,引起鼓膜的振动,鼓膜的振动通过听小骨传到内耳,刺激了耳蜗内对声波敏感的感觉细胞,这些细胞就将声音信息通过听觉神经传给大脑的一定区域,人就产生了听觉。

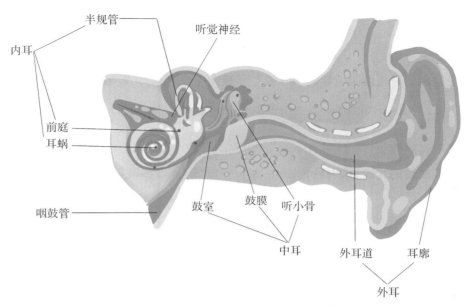

图 4-2-1　耳的基本结构和功能

（三）婴幼儿耳及听力发育的特点

1. 婴幼儿耳发育的特点

（1）与成人相比，婴幼儿的外耳道较狭窄，鼓膜较厚。

（2）与成人相比，婴幼儿咽鼓管的管腔短、内径宽、鼓室口位置较低、管腔呈水平位置，上呼吸道尤其是鼻咽、口腔感染的分泌物及细菌等病原体很容易经过咽鼓管进入中耳，引起中耳的炎症。

（3）婴幼儿中枢神经发育不完善，容易出现听觉疲劳。

2. 婴幼儿听力发育的特点

（1）出生 24 小时后就能对声音有所反应。

（2）1 个月时已经有了听觉，2 个月时会对声音作出反应。

（3）3—4 个月时能够区分妈妈的声音，对喜欢的声音会微笑表示高兴，出现肢体反应。

（4）5—6 个月时对新奇的声音感到好奇，有"咿咿呀呀"的回应，对音量的变化有反应。

（5）7—8 个月时能够将声音与内容联系起来，能通过声音辨认出话语中的喜怒情况。

（6）9 个月时可以分辨高音和低音。

（7）10—12 个月时能够根据声音的定位辨别声源。

二、婴幼儿常见耳部问题

中耳炎是由病毒或细菌引起的中耳鼓室黏膜炎症,是婴幼儿常见的耳部感染性疾病。

(一)病因

婴幼儿中耳局部免疫功能发育不完全,防御能力较差。

婴幼儿咽鼓管的管腔短、内径宽,鼓室口位置较成人低,鼻咽部分泌物及细菌等易经此侵入中耳。

若哺乳体位不当,或乳汁流出过急,乳汁可通过咽鼓管进入中耳引起感染。

给婴幼儿洗澡洗头时,因婴幼儿不合作,会导致污水流入耳朵内发生感染。

给婴幼儿清洁耳道时,不小心刺破了耳内的皮肤黏膜引起感染。

(二)表现

一般会出现耳部胀痛、听力下降,还会出现发热、头痛、乏力、食欲减退、不愿入睡、烦躁、哭闹等症状。

出现急性化脓性中耳炎时,一旦鼓膜穿孔,会看到脓液从耳中流出,此时耳部肿胀的症状反而减轻。

三、婴幼儿耳及听力保健措施

由于婴幼儿耳的发育问题往往不容易被照养人发现,且当婴幼儿长到1—2周岁出现语言发育障碍时,很多照养人仍然意识不到需要带婴幼儿到医院检查听力,进而影响了婴幼儿的智力发育。所以,照养人应了解婴幼儿耳的发育及保健措施,这样就可以在早期发现婴幼儿耳及听力的发育问题,并进行早期治疗。

(一)定期进行耳部检查

在新生儿时期及婴幼儿 3、5、8、12、18、24、30、36 月龄时,定期到正规医院进行耳部筛查和听力评估,及早发现耳聋、听力下降、中耳炎等耳部疾病,及时对症治疗,减轻对婴幼儿听觉发育的不良影响。

(二)发现异常,及时就诊

在日常生活中,对照婴幼儿耳及听力发育的特点,观察到婴幼儿有耳部及耳周皮肤湿疹、外耳道有分泌物或异常气味、拍打或抓挠耳部、耳痒、耳痛、耳胀、对声音反应迟钝等异常症状时,应及时到正规医院就诊。

（三）谨遵医嘱,避免随意用药

庆大霉素、链霉素、卡那霉素等抗生素可能会引起婴幼儿药物中毒性耳聋,不要随意给婴幼儿使用相关药物,要在专业医生的指导下合理使用。

如果出现耳部及听力问题,应及时就诊,在医生的指导下使用药物进行治疗。

（四）注意耳部的清洁卫生

当0—6个月的婴儿溢奶时,应当及时清理干净,以防溢出的乳汁流入婴儿耳道内,引起耳部感染。

给婴幼儿洗澡时,尽量避免水流入婴幼儿耳道内,以免引起耳部感染。

按照正确的操作步骤清洁婴幼儿耳部,避免使用棉签等物品伸入婴幼儿耳道深处来清洁耳垢,以免损伤婴幼儿耳道皮肤甚至鼓膜;如果婴幼儿的耳垢过多,可以到正规医院请专业医生进行清理。

（五）注意耳部使用卫生

1. 保持良好的生活环境

（1）尽量让婴幼儿远离声音较大、持续时间长的噪声环境,超过60分贝的噪音会刺激婴幼儿的鼓膜,容易影响婴幼儿的听觉发育。

（2）经常给婴幼儿播放悦耳的音乐、儿歌等,促进婴幼儿听觉发育。

2. 预防上呼吸道感染

当气温降低时,要及时给婴幼儿添加衣物,在气温升高或运动出汗后,及时给婴幼儿用毛巾擦汗、更换衣服,以免婴幼儿因受凉而引起上呼吸道感染,造成耳部发炎。

3. 避免不良及危险行为

照养人应注意避免婴幼儿自己往耳朵里塞各种异物,或掏耳朵,或用手指抠耳朵等等,以免造成耳道及听力损伤。同时,需要注意用正确的方式擤鼻涕,以免鼻涕进入咽鼓管引起中耳感染。

第三节 0—3岁婴幼儿鼻保健

照养人在养育婴幼儿的过程中,应了解和掌握婴幼儿鼻腔发育的特点,以便在养育婴幼儿时,加强婴幼儿鼻腔保健,定期带婴幼儿体检,及时发现婴幼儿鼻腔异常的现象,并及时带其就诊治疗。

一、婴幼儿鼻发育的特点

(一)鼻的基本结构和功能

鼻是呼吸道的起始部分,也是重要的嗅觉器官,由外鼻、鼻腔和鼻窦组成(图4-3-1和图4-3-2)。鼻腔内表面的鼻黏膜中有丰富的毛细血管,这可以使吸入鼻腔的空气变得温暖湿润。鼻腔内表面还有鼻毛和可分泌黏液的黏液腺,它们可以湿润空气并吸附空气中的粉尘、微生物等污染物,然后通过鼻涕将污染物排出,从而减少污浊、冰冷、干燥的空气对肺部的刺激。

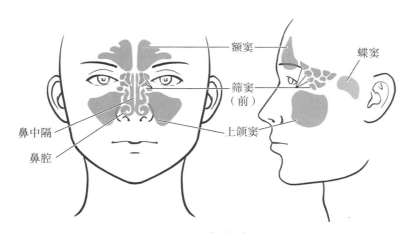

图4-3-1　鼻的基本结构

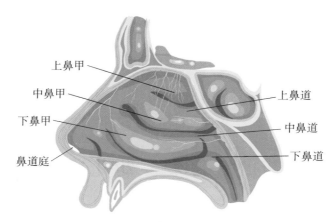

图4-3-2　鼻侧壁的基本结构

（二）婴幼儿鼻的发育特点

婴幼儿的鼻腔相对较短、狭窄，鼻黏膜柔嫩，血管丰富，缺少鼻毛。鼻腔除污能力和抵抗力弱，容易发生感染。而且，婴幼儿鼻腔感染后容易引起鼻黏膜充血肿胀，导致鼻腔更加狭窄，此时黏液分泌增多会导致鼻腔堵塞，引起呼吸不畅。

二、婴幼儿常见鼻部问题

（一）过敏性鼻炎

过敏性鼻炎是鼻腔黏膜受到外界的过敏原刺激后所发生的过敏反应。

1. 病因

（1）遗传因素

如果父母中有一人患有过敏性鼻炎，那么婴幼儿很有可能也会患上过敏性鼻炎，需及时就医。

（2）过敏原

花粉、螨虫、真菌、动物皮毛、风尘、羽毛等是过敏性鼻炎常见的过敏原。

2. 表现

鼻塞、鼻痒、打喷嚏、流鼻涕是过敏性鼻炎的四种典型表现，具体表现如下：

（1）通常会出现双侧鼻塞，很少会出现单侧鼻塞。

（2）鼻痒经常发生在早上，婴幼儿容易出现揉捏鼻子的现象，尤其是对花粉过敏的婴幼儿，鼻痒尤其明显。

（3）经常不明原因地打喷嚏，连续打多个喷嚏，早上时这一现象更加明显。

（4）流清水样的鼻涕。

如果婴幼儿反复出现这四种表现中的两项或两项以上，就有可能患上了过敏性鼻炎。

（二）鼻出血

不论是什么原因引起的，只要是有血液从鼻腔黏膜流出的症状，均称为"鼻出血"。婴幼儿鼻出血是生活中很常见的现象，容易出现在夜间、炎热的夏季和干燥的冬季。

1. 病因

（1）鼻腔异物：婴幼儿有时会由于好奇把体积较小的玩具、纸团、果皮等物品塞入鼻腔，这可能会引发感染甚至导致鼻炎、鼻黏膜糜烂或鼻出血。

（2）不良行为习惯：当鼻黏膜干燥时，婴幼儿若有用手抠鼻孔的不良习惯，很容易将鼻腔抠出血。

（3）不良饮食习惯：婴幼儿若有挑食、偏食等不良习惯，蔬菜吃得较少，会导致因维生素缺乏而引起鼻出血。

（4）外伤：婴幼儿跌倒后撞伤鼻子可能会导致鼻部出血。

（5）气候：空气干燥、炎热、气压低时都可能引起婴幼儿鼻出血。

（6）疾病：婴幼儿患有白血病、血小板减少性紫癜、再生障碍性贫血等疾病时，也容易出现鼻出血。

2. 表现

多为单侧鼻出血，血从一侧鼻孔流出，或混于鼻分泌物内排出，或经鼻腔后部流至咽部，再经口吐出。出血量或多或少，血液颜色鲜红或暗红，可凝成血块。能够在鼻腔内看到出血点和血管扩张。

三、婴幼儿鼻保健措施

鼻腔作为人体空气进出的主要通道，是减少污染气体吸入，确保健康的重要关卡。鼻腔是呼吸道的大门，但往往也是细菌病毒进入体内致病的通道，根据婴幼儿鼻腔相对短小、狭窄，鼻黏膜柔嫩，并且有丰富的血管，容易感染等发育特点，照养人应该对婴幼儿进行定期检查，加强其鼻部保健，减少其鼻部问题的发生。

（一）定期进行鼻部检查

在新生儿时期及婴幼儿第 3、5、8、12、18、24、30、36 个月时，照养人要定期带婴幼儿到正规医院进行鼻腔发育检查，及早发现婴幼儿鼻腔畸形、鼻炎、鼻出血等其他鼻部疾病，及时对症治疗，减轻这些疾病对婴幼儿鼻部发育的不良影响。

（二）发现异常，及时就诊

在日常生活中，照养人对照婴幼儿鼻腔发育的特点，观察到婴幼儿有鼻腔畸形、鼻炎、鼻出血等异常症状时，应及时带婴幼儿到正规医院就诊。

（三）谨遵医嘱，避免随意用药

由于婴幼儿鼻腔黏膜柔嫩，毛细血管丰富，药物吸收快，一旦照养人自行用药，会引起婴幼儿很大的药物反应。因此，禁止照养人擅自用药。

婴幼儿出现鼻部疾病时，要及时就诊，在医生的指导下，照养人遵医嘱安全使用药物帮助婴幼儿治疗。

（四）注意鼻部的清洁卫生

婴幼儿如果出现鼻腔不适，照养人可以用棉签蘸着清水或生理盐水轻轻擦拭。

照养人要及时帮婴幼儿清理鼻腔分泌物，教婴幼儿正确擤鼻涕，保持其鼻道及呼吸道通畅。

（五）注意鼻部使用卫生

1. 保持良好的生活环境

（1）婴幼儿居室应经常开窗通风，保持室内空气清新，保证婴幼儿呼吸到新鲜足量的氧气。

（2）尽量多带婴幼儿进行户外活动，使其呼吸到新鲜空气，保持鼻腔通畅。

（3）尽可能避免带婴幼儿到人多嘈杂的地方去，避免婴幼儿从鼻腔吸入感染性病菌，引起交叉感染。

2. 预防上呼吸道感染

气温降低时，照养人要及时给婴幼儿添加衣物，气温升高或婴幼儿运动出汗后，照养人要及时给婴幼儿用毛巾擦汗，更换衣服，以免婴幼儿因受凉而引起上呼吸道感染，造成鼻腔发炎。

3. 避免不良及危险行为

避免婴幼儿经常用手指挖鼻孔，以防鼻腔黏膜受损引起鼻腔感染。

避免让婴幼儿接触到体积较小的物品，如黄豆、花生、塑料珠等，以免婴幼儿在玩耍时将它们塞入鼻腔而损伤鼻腔。照养人如果发现婴幼儿鼻腔有臭味，需要考虑鼻腔内是否有异物，并及时带婴幼儿去医院就诊。

4. 常使婴幼儿鼻腔湿润

春季气候干燥，照养人平时要注意让婴幼儿多喝水，保持其鼻黏膜处于湿润状态。

照养人要注意环境、气候的变化，防止风沙刺激，婴幼儿进入有空气污染的环境时，应让其配戴口罩。

第四节　0—3岁婴幼儿咽喉保健

由于婴幼儿机体发育不成熟，咽部和喉部发育不完善，容易遭受病毒、细菌的侵害，出现呼吸道感染。照养人应该了解和掌握婴幼儿咽喉部的发育特点，加强其咽喉部保健，定期让婴幼儿体检。如果出现急性扁桃体炎、急性喉炎等疾病症状，应及时带婴幼儿去医院就诊及治疗。

一、婴幼儿咽喉发育的特点

（一）咽喉的基本结构和功能

咽喉分为咽部和喉部（图4-4-1）。

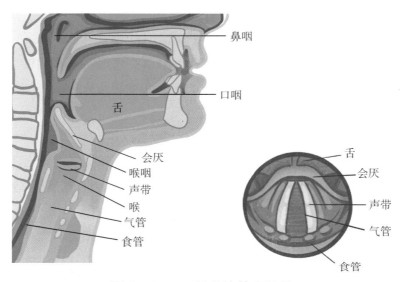

图4-4-1　咽喉的基本结构

咽部是一条前后略扁的漏斗形肌性管道，自上而下分为鼻咽部、口咽部和喉咽部。咽部下端与食道相连。在口咽部和喉咽部之间有会厌软骨，当吞咽时，会厌软骨会盖住喉的入口，防止食物由喉进入气管。

喉部位于咽部的前下方，呈漏斗形，由软骨、韧带、肌肉和黏膜组成。喉部的下端与气管相连。声带位于喉腔内，从肺部呼出的气流不断地冲击声带，引起声带的振动时，声音便由此形成。

（二）婴幼儿咽喉发育的特点

婴幼儿咽部附近的扁桃体一般在其6个月左右开始发育，1岁之后发育完善，2—3岁后容易因感染出现扁桃体发炎。

婴幼儿的咽部相对较狭窄，咽部与耳部中耳鼓室相连的通道（咽鼓管）较粗、较短、较直，且呈水平状（成人的咽鼓管呈竖直斜向上），因此，咽部的病原体很容易在咳嗽时通过咽鼓管进入中耳，引起中耳炎。

婴幼儿的喉腔相对较狭窄，且黏膜柔嫩，血管和淋巴组织丰富，有轻微炎症时就容易出现充血肿胀、喉部阻塞、呼吸困难的症状。

婴幼儿的声带较短较薄，不够坚韧，过度哭喊或用嗓及有轻微炎症时，都容易出现声带充血肿胀，声音嘶哑的表现。

二、婴幼儿常见咽喉问题

（一）急性扁桃体炎

婴幼儿急性扁桃体炎是一种非特异性急性炎症，常伴有轻重程度不等的咽部黏膜及淋巴、咽淋巴管的急性炎症。在春秋季节，气温变化时发病最多，易多发婴幼儿急性扁桃体炎。

1. 病因

急性扁桃体炎多是因受凉、潮湿、劳累、营养不良、感冒等原因使得婴幼儿抵抗力下降，导致扁桃体部位的病毒感染，细菌大量繁殖而发病，且易反复发作。

2. 表现

（1）发热：通常为高热，体温 39℃—40℃，甚至高达 41℃，部分婴幼儿还会发生惊厥，出现烦躁哭闹、入睡困难、精神不振、食欲不好等症状。

（2）咽喉部疼痛：表现为咽痛，吞咽困难，吃奶或吃饭受到影响，婴幼儿无法吞咽食物。

（3）咽部充血，扁桃体红肿，严重的甚至会发生化脓的情况，出现脓栓、脓点或者成片化脓的现象，并出现咳嗽、鼻塞、流涕等呼吸道症状。

（二）急性喉炎

婴幼儿喉炎通常都是因细菌、病毒感染引起的，以声门区为主的婴幼儿喉黏膜急性喉部炎症。此病多发于冬春季，在婴幼儿群体中尤为多见。

1. 病因

急性喉炎常继发于急性鼻炎、咽炎。

当婴幼儿营养不良，抵抗力低下，有上呼吸道慢性疾病时，易诱发急性喉炎。

由于婴幼儿免疫力低下，可能受病毒或者细菌感染引起急性喉炎的发作。

2. 表现

主要表现特征是犬吠样的咳嗽，声音嘶哑，喉鸣，吸气性的呼吸困难及发热。

喉炎严重的时候，因婴幼儿喉腔小，喉内黏膜松弛、肿胀，易致声门阻塞。声门下的黏膜肿胀充血、喉头水肿，会造成喉梗阻。又因婴幼儿咳嗽反射差，气管及喉部分泌物不易排出，更容易引起严重喉梗阻，导致呼吸困难窒息而亡，危及生命。

急性喉炎时婴幼儿还会伴有咽部疼痛、呼吸不畅、咳嗽咳痰等相应症状。

白天症状较轻,晚上症状较重,尤其是后半夜。

冬春季节多发,且多见于婴幼儿。喉炎容易反复发作,年龄越小的婴幼儿就越容易反复发作。

三、婴幼儿咽喉保健措施

婴幼儿活泼好动,常常喜欢在游玩时大声叫喊,有时还嬉笑啼哭,在呼吸道感染后不注意用声等,都会引起婴幼儿声音嘶哑。声带是发音的器官。如果声带振动过于频繁,就会出现声带黏膜增生、肥厚、充血的问题,影响声带的发育。所以,加强婴幼儿咽喉部的保健非常重要。

(一)定期进行咽喉部检查

在新生儿时期及婴幼儿第 3、5、8、12、18、24、30、36 个月时,照养人要定期带婴幼儿到正规医院进行咽喉部发育检查,及早发现其咽喉部疾病,让婴幼儿及时对症治疗,减轻这些对婴幼儿咽喉部发育的不良影响。

(二)发现异常,及时就诊

在日常生活中,照养人要对照婴幼儿咽喉部发育的特点,观察婴幼儿有无咽喉部畸形、急性扁桃体炎及急性喉炎等咽喉部疾病,如果发现有相关异常表现,应及时带婴幼儿就诊。

(三)谨遵医嘱,避免随意用药

因为婴幼儿咽喉部发育不成熟,如果有疾病,照养人要带其及时就诊,并在医生的指导下用药物进行治疗。

如果婴幼儿出现急性喉炎的情况,应该及时去医院就诊,照养人不能擅自用药物,以免延误治疗时机,危及生命。

(四)注意咽喉的清洁卫生

多吃清淡食物,少吃甜食。

早晚及饭后用温开水漱口,可清洁和湿润咽喉黏膜,改善咽喉部环境。

(五)注意咽喉使用卫生

1. 保持良好的生活环境

(1)婴幼儿居室应经常开窗通风,保持室内空气清新,避免婴幼儿吸入不洁空气而造成咽喉感染。

（2）尽量多带婴幼儿进行户外活动，让婴幼儿呼吸新鲜空气，保持咽喉部通畅。

（3）尽可能避免带婴幼儿到人多嘈杂的地方去，避免婴幼儿被动吸入二手烟。香烟中的有害物质（如尼古丁等）会刺激婴幼儿咽喉部的黏膜，造成黏膜充血水肿，引起咽喉部感染。

2. 预防上呼吸道感染

当气温降低时，照养人要及时给婴幼儿添加衣物，在气温升高或婴幼儿运动出汗后，照养人要及时用毛巾给婴幼儿擦汗，更换衣服，以免婴幼儿因受凉而引起上呼吸道感染，造成咽喉炎、扁桃体发炎。

3. 避免不良及危险行为

当婴幼儿长时间大声哭闹或呼喊时，照养人应尽量让婴幼儿平静下来，以免婴幼儿声带充血肿胀、发炎，甚至导致声带肥厚或发生声带小结样病变。

第五节　0—3岁婴幼儿口腔保健

口腔保健要求照养人根据婴幼儿在不同年龄阶段的牙齿发育期的特点，掌握婴幼儿口腔发育知识，提高照养人的口腔保健意识。同时，在养育婴幼儿的过程中，带婴幼儿定期进行口腔检查，及早发现婴幼儿口腔异常情况，并及时带婴幼儿去医院就诊及治疗，保障婴幼儿口腔的正常健康发育。

口腔健康是婴幼儿全身健康的一部分，口腔的功能发生紊乱会直接或间接影响婴幼儿的全身健康。婴幼儿的口腔问题是婴幼儿时期比较常见的问题，会影响婴幼儿的口腔发育。所以，照养人应根据儿童的年龄阶段，从牙齿发育、饮食、口腔卫生等方面进行婴幼儿口腔保健。照养人应掌握正确的口腔卫生保健知识和技能，帮助婴幼儿养成良好的口腔卫生习惯，预防婴幼儿龋病，及早发现婴幼儿口腔疾病，让婴幼儿及时治疗，提高婴幼儿的健康水平。

一、0—3岁婴幼儿口腔及牙齿发育的特点

（一）口腔的基本结构和功能

口腔是消化道的起始部分，前壁为唇，侧壁为颊，顶为腭，底为黏膜和肌肉等结构，上下

有颌骨,颌骨上有牙齿,内有舌等器官(图 4 - 5 - 1),有咀嚼、吮吸、吞咽、发音、做表情等功能。

牙齿由三层硬组织(牙釉质、牙本质和牙骨质)和一层软组织(牙髓)组成(图 4 - 5 - 2),牙齿周围为牙周组织,起到固定牙齿的作用。

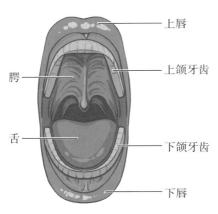

图 4 - 5 - 1　口腔的基本结构图

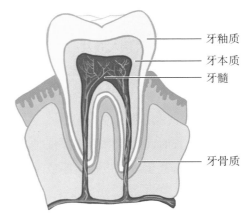

图 4 - 5 - 2　牙齿的基本结构

牙髓中富含血管和神经纤维,可以为牙齿提供营养,对疼痛非常敏感。因此。当牙齿受到刺激或患有龋齿、牙髓炎等疾病时,就会非常疼痛。

(二) 0—3 岁婴幼儿口腔及牙齿发育的特点

婴幼儿的口腔容量小,口腔黏膜柔嫩,血管丰富,容易受到损伤。

婴幼儿的口腔唇部肌肉和帮助咀嚼的肌肉发育良好,新生儿颊部有厚实的脂肪垫,俗称"螳螂嘴",为吸吮提供了良好的条件。

新生儿唾液腺发育不成熟,唾液分泌少,口腔容易干燥。婴儿 3—4 个月时,唾液腺逐渐发育,唾液分泌开始增多;婴儿 5—6 个月时,唾液分泌显著增多。由于婴儿口腔容量小,会经常流涎(俗称"流口水")。这是正常的生理现象,随着婴幼儿的生长发育,流涎的现象会逐渐消失。

婴幼儿的舌头短、宽、厚,灵活性差,搅拌食物及辅助吞咽的能力比较弱。

婴幼儿的牙齿发育速度快,婴幼儿一般 4—10 个月时开始出牙,2 岁左右出齐 20 颗乳牙,大于 13 个月还未出牙为出牙延迟。

婴幼儿出乳牙一般无不舒服感,但个别婴幼儿会因牙齿萌出时压迫神经引发不适,出现睡眠不安、哭闹、喜欢咬手指或硬物等现象,有时还可能出现牙床充血。

婴幼儿乳牙牙釉质薄,牙本质松脆,牙齿容易被腐蚀形成龋齿。

二、0—3 岁婴幼儿常见口腔问题

（一）龋齿

龋齿是牙齿硬组织(牙釉质、牙本质和牙骨质)逐渐被破坏而造成的一种疾病。龋齿是儿童时期最常见的慢性感染性疾病。

1. 病因

（1）当婴幼儿的口腔被细菌感染后,就会发生龋齿。照养人的一些不良行为会通过唾液将细菌带给婴幼儿,例如与婴幼儿共用杯和勺,喂婴幼儿吃饭前先尝试食物等。

（2）婴幼儿的牙齿长时间接触除水之外的饮料和食物,也容易造成龋齿。这是因为饮料和食物中的糖在口腔内细菌的作用下会转变成酸性物质,酸性物质会导致牙齿表面溶解,形成龋齿。

（3）父母在哄婴幼儿睡觉时会让婴幼儿喝牛奶、果汁、含糖饮料,长此以往就容易造成龋齿。另外,如果婴幼儿母乳喂养时间过长,或经常含着乳头睡觉,也容易导致龋齿。

（4）婴幼儿营养状态不好,牙齿缺乏钙质,牙齿结构疏松,也容易被酸性物质侵蚀导致龋齿。

2. 表现

在龋齿初期,婴幼儿没什么感觉,也不会引起父母的注意,仅仅是在牙面沟窝或者齿缝之间有褐色、黑色斑点或小窝。

当龋蚀进一步发展侵蚀了牙本质,接近牙髓组织,因牙髓神经丰富,婴幼儿吃冷、热、酸、甜的食物时就会感到疼痛。由于乳牙的牙髓腔较大,牙外层的骨组织较薄,龋蚀容易穿通髓腔发生牙髓炎,这时剧烈的牙疼会妨碍宝宝进食,影响婴幼儿摄取足够的营养。

龋齿继续发展会形成龋洞,还会继发牙髓炎和颌骨炎症,继续发展可致关节炎、心膜炎及肾炎等。因为龋齿,婴幼儿不敢咬硬的东西,会导致恒牙、颌骨发育差。而且乳牙过早缺失,引起恒牙错位萌出,会形成牙列拥挤、畸形等。

（二）婴幼儿口腔溃疡

婴幼儿口腔溃疡俗称"口疮",是一种常见的口腔黏膜疾病,是以反复发作为特点的口腔黏膜局限性溃疡损害。可发生于口腔黏膜的任何部位,多见于唇内侧、舌头、颊黏膜、软腭等部位,严重者会波及咽部黏膜。口腔黏膜缺乏角质化层或角化较差也会导致口腔溃疡。口腔溃疡疼痛会影响婴幼儿进食和说话。

1. 病因

（1）平时不注意口腔卫生。成人用嘴亲吻婴幼儿嘴唇，嚼食喂给婴幼儿。

（2）缺少营养素引起。如缺乏微量元素，如锌、铁，缺乏叶酸等，就容易发病；另外，缺乏维生素B，会引起各种口腔炎症，如口角炎、唇炎、舌炎等。

（3）婴幼儿吃饭挑食，高热量的食物过多摄入，平时不爱吃蔬菜水果，从而引发口腔溃疡。

（4）创伤引起的婴幼儿口腔溃疡。婴幼儿因碰伤、刺伤等情况，容易被细菌感染，从而造成口腔溃疡。

（5）婴幼儿口腔黏膜薄而嫩，易被过热的食物烫伤，过硬的食物擦伤或进食时咬伤，继而发生感染导致口腔溃疡。有的婴幼儿在腹泻或营养不良时也会发生口腔溃疡。

（6）其他各种因素引起的婴幼儿口腔溃疡，如各种感染因素、精神因素、遗传因素等都会引起婴幼儿口腔溃疡。

2. 表现

婴幼儿发生口腔溃疡炎症时，会引发口腔疼痛感或烧灼感，口腔黏膜有裂纹或小的溃疡，有的还会出现口腔黏膜溃疡。溃疡多发生在舌、口颊两侧黏膜、口唇内侧、上腭的咽部等部位。在溃疡处往往会出现红肿，溃疡表面是黄白色的，容易反复发作。

一旦溃疡形成，所进食物的化学成分就会对溃疡面产生刺激，引起创面，非常疼痛。此时，月龄较小的婴儿可能会出现突然不吮奶，不愿饮水，或拒绝喂食，或闻着口臭，语音不出，或经常流口水等行为。月龄较大的婴幼儿会表现出拒食，吃饭、说话都不方便，烦躁甚至发热的症状，这会直接影响婴幼儿的身体健康。

三、0—3岁婴幼儿口腔保健措施

婴幼儿时期的乳牙，是身体生长发育时期的重要咀嚼器官，对于消化、语言、面容和颌骨的发育有很大的影响。因此，照养人应了解婴幼儿牙齿发育的特点，帮助婴幼儿进行及时有效的牙齿保健，这对乳牙发育非常重要。如果不能保护好牙齿，容易出现婴幼儿龋病、牙齿咬合不良及牙齿排列不齐等问题。婴幼儿要长出一口健康整齐的乳牙，在乳牙萌发时就给予及时的保健及适当的护理是至关重要的。

（一）定期进行口腔检查

一般在新生儿时期及婴幼儿第3、5、8、12、18、24、30、36个月时，照养人要定期带婴幼儿到正规医院进行口腔检查。同时，在婴幼儿第一颗牙萌出后的6个月内，照养人要带婴幼儿到正规医院进行牙齿检查，此后每半年检查一次。这样有利于及早发现婴幼儿龋齿、口腔溃疡、齿龈炎、牙齿咬合不良等口腔疾病，及时对症治疗，减轻口腔疾病对婴幼儿口腔及牙齿发育的不良影响。

（二）发现异常，及时就诊

在日常生活中，照养人对照婴幼儿口腔发育的特点，观察到婴幼儿有口腔溃疡、齿龈红肿、牙齿发黄、发黑、龋齿以及口腔疼痛等异常情况时，应及时带婴幼儿到正规医院就诊。

（三）谨遵医嘱，避免随意用药

由于婴幼儿口腔黏膜比较柔嫩，口腔功能发育不完善，照养人要避免擅自使用药物，造成婴幼儿口腔黏膜损伤。

因为婴幼儿的牙齿不断萌出，牙齿发育不成熟，要避免使用对牙齿发育有影响的药物，以免牙齿损伤。如果婴幼儿有口腔问题，要及时就诊，一定要在医生的指导下使用药物进行治疗。

（四）注意口腔的清洁卫生

注意婴幼儿的口腔清洁，尤其在每次进食以后，要通过漱口或刷牙来减少食物残渣，清除细菌，防止龋齿发生。

1. 1岁以下婴儿

（1）婴儿牙齿萌出以后，照养人要规律喂养，逐渐减少夜间喂养次数。

（2）不要让婴儿含着乳头睡觉，因为乳汁会破坏牙釉质，容易让婴儿患龋齿。

（3）人工喂养应当避免奶瓶压迫婴儿的上下颌，不要让婴幼儿养成含着奶瓶睡觉的习惯，以免影响牙齿发育，造成奶瓶龋齿，或牙齿咬合不良。

（4）照养人要按月龄及时给婴儿添加各种辅食，保证丰富的营养素，并逐渐停用奶瓶喂养，让婴幼儿练习用杯子喝奶及饮水。

2. 1—3岁幼儿

（1）避免给幼儿进食糖分太多的零食和饮料，如饼干、蛋糕、糖果等。这些食物容易产生酸性物质，导致细菌在牙缝里滋生，软化和侵蚀牙釉质，造成龋齿。

（2）给幼儿提供咀嚼食物的机会，多进食富含纤维且有一定硬度的固体食物，起到锻炼和清洁牙齿、咀嚼和吞咽训练的作用。

（3）睡觉前不吃食物、不喝饮料，预防龋齿的发生。

（4）幼儿要戒除吸吮手指、咬嘴唇等不良习惯，以免出现牙齿咬合不良。

（五）口腔日常护理

照养人要培养婴幼儿规律性的饮食习惯，避免其挑食偏食，注意合理喂养，均衡其饮食，保证其营养,这样有助于保证婴幼儿牙齿发育所需的营养素。

照养人应了解在乳牙萌出的过程中,婴幼儿会因牙痒、牙疼等不适,出现喜欢咬硬物和手指、流口水增多等情况。个别婴儿会出现身体不适,哭闹,牙龈组织充血或肿大,睡眠不好,食欲减退等现象。待婴幼儿乳牙都萌出后,这些症状会逐渐好转。婴幼儿如出现龋齿等情况,照养人应及时带婴幼儿去看口腔专科医生。

本章图片来源

本章图片均由康乐绘制。

本章主要参考文献

1. 文颐,王萍.0—3 岁婴幼儿保育与教育[M].北京:科学出版社,2015.

2. 孔宝刚,盘海鹰.0—3 岁婴幼儿的保育与教育[M].上海:复旦大学出版社, 2012.

3. 金扣干,文春玉.0—3 岁婴幼儿保育[M].上海:复旦大学出版社,2012.

4. 陈荣华,赵正言,刘湘云.儿童保健学(第五版)[M].南京:江苏凤凰科学技术出版社,2017.

5. 金曦.儿童五官保健与疾病防治[M].北京:中国协和医科大学出版社,2014.

6. 苗江霞,荣文笙.0—6 岁儿童口腔健康管理实用手册[M].北京:中国科学技术出版社,2020.

7. 崔焱,仰曙芬.儿科护理学(第六版)[M].北京:人民卫生出版社,2017.

8. 王卫平,孙锟,常立文.儿科学(第九版)[M].北京:人民卫生出版社,2018.

第五章

0—3 岁婴幼儿常见疾病的

家庭护理及预防

```
                                          0-3岁婴幼儿常见呼吸系统      上呼吸道感染的家庭护理及预防
                                          疾病的家庭护理及预防        支气管肺炎的家庭护理及预防

0-3岁婴幼儿常见疾                           0-3岁婴幼儿常见消化系统      婴幼儿腹泻的家庭护理及预防
病的家庭护理及预防                          疾病的家庭护理及预防        婴幼儿便秘的家庭护理及预防

                                                              痱子的家庭护理及预防
                                          0-3岁婴幼儿常见皮肤疾病      湿疹的家庭护理及预防
                                          的家庭护理及预防          尿布皮炎的家庭护理及预防
```

学习目标

1. 掌握 0—3 岁婴幼儿各类常见疾病的家庭护理措施;

2. 了解 0—3 岁婴幼儿各类常见疾病的预防措施。

　　疾病是机体在一定条件下与病因相互作用而产生的一个损伤与抗损伤斗争的有规律的过程。因为疾病,体内会有一系列功能代谢和形态的改变,出现许多不同的症状与表现,机体与外界环境间的协调发生障碍,这些症状往往是身体抵抗疾病的一种反应。生病的过程对于婴幼儿来说也是一个让身体学习的过程,让身体认识各种细菌和病毒并产生对它们的抵抗力,在这个过程中,婴幼儿的免疫系统也逐渐发育起来。

　　婴幼儿在 0—6 个月时体内带有来自母体的抗体,一般很少生病。6 个月后婴幼儿体内的抗体逐渐消耗殆尽,器官发育不够成熟,脏器功能尚未完善,而自身的免疫系统还比较弱,抵抗疾病的能力差。加上此时婴幼儿与外界环境接触的机会增多,感染细菌或者病毒的机会也越来越多,患常见病的几率明显增加,容易患呼吸道、肠道、皮肤等疾病。这些疾病对婴幼儿来说,轻则引起不适,重则危及生命,有些疾病还会带来后遗症,对婴幼儿的身心健康产生不良的影响。

因此,照养人一定要了解和掌握婴幼儿常见疾病的相关知识,及时识别发生在婴幼儿身上的疾病症状,带婴幼儿早日就诊,及时治疗,采取有效的保育护理及预防措施,使婴幼儿尽早康复。这些对于减少婴幼儿疾病的发生,保证婴幼儿的身体健康有极其重要的作用。

本章将主要介绍婴幼儿常见呼吸系统疾病、消化系统疾病和皮肤疾病的家庭护理及预防,**相关的常见家庭护理措施的具体操作步骤详见《0—3岁婴幼儿保育指导手册》第五章**。

第一节　0—3岁婴幼儿常见呼吸系统疾病的家庭护理及预防

鼻、咽、喉、气管、支气管及肺的感染统称为呼吸系统感染。由于呼吸道黏膜血管丰富,肺的弹力纤维发育差,肺泡数量少,以致肺含血多而含气量相对较少,所以容易发生呼吸道感染。

呼吸系统疾病是婴幼儿常见病及多发病。本节将重点介绍上呼吸道感染和支气管肺炎这两种比较常见的呼吸系统疾病。

一、上呼吸道感染的家庭护理及预防

上呼吸道感染是由病毒和细菌等病原体侵犯鼻腔、咽部和喉部引起的婴幼儿时期常见的呼吸道疾病。上呼吸道感染的发病率较高,一年四季都会发病,以冬春季为多。

(一) 病因

1. 上呼吸道发育因素

婴幼儿呼吸道管腔狭窄,黏膜柔嫩,黏液分泌腺发育不全,黏液分泌不足,纤毛运动差,所以,对吸入病原体的清除作用不足。而且婴幼儿免疫功能弱,保护屏障不健全,所以容易患上呼吸道感染。

2. 疾病因素

婴幼儿患营养性疾病(如维生素D缺乏性佝偻病、维生素A及铁、锌缺乏症等其他各种疾病)会导致免疫功能下降。

3. 细菌和病毒因素

绝大多数上呼吸道感染是由病毒引起的,如:合胞病毒、流感病毒、副流感病毒、腺病毒、鼻病毒及柯萨奇病毒等病毒引起的,少数是由细菌引起的。有时上呼吸道被病毒感染后,黏膜失去抵抗力,细菌乘虚而入,还会出现病毒和细菌混合感染引起的上呼吸道感染。

4. 气候及环境因素

(1)当冬春季节天气寒冷或气温骤降时,婴幼儿上呼吸道黏膜内血管收缩,会导致局部抵抗力下降,病原体趁机侵入引起感染。

(2)当气温突然改变时,未及时给婴幼儿增减衣物。

(3)婴幼儿居住的环境潮湿闷热、通风不佳、二手烟多、空气污染严重、卫生质量差等,容易存在大量的病毒及细菌。

(二)表现

1. 轻度症状表现

(1)流清鼻涕、鼻塞、打喷嚏、鼻黏膜充血水肿;

(2)咳嗽、咽痛、咽部轻度充血。

2. 重度症状表现

(1)头痛、发热(体温常在39℃以上);

(2)有明显的咽部充血、扁桃体红肿、下颌和颈部淋巴结肿大,按压淋巴结时感到疼痛;

(3)食欲不振,还会出现呕吐及腹泻、腹痛等消化道症状;

(4)烦躁不安、全身不适、乏力。

(三)家庭护理

1. 及时就诊,按医嘱用药

当婴幼儿出现上呼吸道感染症状的表现时,应及时到正规医院就诊,在专业医生的指导下进行合理的治疗和护理。

2. 加强家庭护理

(1)注意休息

卧床休息有助于婴幼儿缓解疾病带来的疲劳感,促进身体恢复健康,劳累反而会加重病情。

(2)合理饮食

多喝热水,多吃容易消化和富含维生素C的食物,如菠菜、柑橘等,增强身体的抵抗力。

（四）预防

1. 婴幼儿个人预防

（1）婴幼儿每天需摄入适量的 4 种以上的食物，保证膳食营养均衡，预防因维生素 A、C、D、E 和微量元素铁、锌等缺乏导致的免疫力下降。

（2）婴幼儿要多进行户外活动，提高免疫力和御寒能力。

（3）婴幼儿要合理增减衣物，在天气变冷时及时增加衣物，天气变热或运动出汗后适时减少衣物。

（4）婴幼儿要勤洗手，保持个人卫生。

（5）婴幼儿要避免接触呼吸道感染的病人，尽量少去人多空气混浊的场所。

2. 家庭预防

（1）在流感流行期间，照养人外出回家后要清洗双手，注意个人卫生习惯，以免将病原体带回家中。

（2）家里有感冒病人时，患病者应戴口罩，勤洗手，尽量不与婴幼儿接触。

（3）居室要经常开窗通风，保持空气新鲜。

二、支气管肺炎的家庭护理及预防

支气管肺炎是由细菌、病毒或霉菌及肺炎支原体等病原引起的肺部终末气道肺泡和肺间质的炎症。支气管肺炎是婴幼儿时期最常见的一种呼吸道疾病，一年四季都会发病，尤其是在冬春寒冷季节。起病急，病情重，进展快，是威胁婴幼儿健康乃至生命的主要疾病之一。

（一）病因

1. 下呼吸道及肺发育因素

婴幼儿气管、支气管腔狭窄，黏液腺分泌不足，而气道比较干燥，管壁上纤毛运动清除能力差，不能很好地清除黏液和吸入的致病微生物，容易受细菌或病毒的侵扰。尤其是上呼吸道感染后，痰液不易排出，造成痰液中的细菌扩散。加之肺部组织弹性差，血管丰富，肺泡数量少，含气量少，肺泡易于充血，极易发展成支气管肺炎。

2. 疾病因素

腹泻、营养不良、贫血、佝偻病及各类传染病（如百日咳、麻疹等）等都会使婴幼儿抵抗呼吸道感染的能力下降，引起支气管肺炎。另外，有的婴幼儿在患上呼吸道感染后没有很好地控制，疾病向下蔓延到下呼吸道，易引起支气管肺泡感染。

3. 病毒和细菌等病原体因素

多数肺炎是由病毒和细菌引起的,如合胞病毒、腺病毒、甲型流感病毒、副流感病毒及麻疹病毒肺炎双球菌、链球菌、葡萄球菌、流感杆菌、肺炎杆菌及大肠杆菌等。此外,还有部分肺炎是由支原体、衣原体、真菌等引起的。

4. 气候及环境影响

居室通风不良、空气污浊、致病菌微生物较多,都会造成婴幼儿肺部感染,引起支气管肺炎。

(二) 表现

支气管肺炎根据病情发展情况分为轻度和重度表现。发热、咳嗽、喘息是肺炎常见的症状。小于 2 月龄的婴儿可无发热,表现为吐沫、氧气呼吸暂停或呛咳。

1. 轻度症状表现

(1) 大多数婴幼儿起病急,在患呼吸道感染一周左右会出现肺炎表现;

(2) 发热,体温在 38.5℃ 至 40℃;

(3) 咳嗽、痰多;

(4) 气促(即呼吸急促,呼吸频率不均匀);

(5) 精神差、食欲不振。

2. 重度症状表现

(1) 呼吸加速,每分钟 40—60 次,呼吸时鼻翼扇动;

(2) 心率快,每分钟 120—140 次;

(3) 口周发青,烦躁不安;

(4) 出现"三凹征"(即锁骨上窝、肋骨及肋骨弓下缘随吸气向下凹陷);

(5) 严重时会出现中毒性心肌炎,心力衰竭、中毒性脑病、感染性休克等并发症,危及生命。

(三) 家庭护理

1. 及时就诊,按医嘱用药

当婴幼儿出现发热、咳嗽、气促等呼吸道感染症状时,应及时到正规医院就诊,并在专业医生的指导下住院进行合理的护理和治疗。

2. 加强家庭护理

(1) 退热降温

按医生的指导进行退热处理,让婴幼儿多喝白开水,经常给婴幼儿变换体位、翻身、拍背

（用空心掌轻拍婴幼儿背部，自下而上进行）等。

（2）清理分泌物

及时给婴幼儿清除鼻涕、痰液等呼吸道分泌物，保持婴幼儿呼吸道通畅。

（3）注意休息

让患病的婴幼儿多休息，有利于身体恢复健康。

（4）合理饮食

给婴幼儿提供营养丰富、清淡、容易消化的饮食，如母乳、牛奶、米粥、面条等，保证营养均衡。

（5）保证居室空气流通

患病婴幼儿的居室空气要流通，保持空气新鲜，温度在18℃至24℃，湿度60％为宜。

（四）预防

1. 婴幼儿个人预防

（1）提倡母乳喂养，加强合理喂养，让婴幼儿做到按时进餐、不挑食、不偏食、多饮水，照养人不强迫婴幼儿进食，让婴幼儿养成良好的饮食习惯。

（2）保证婴幼儿饮食的营养均衡，保证牛奶、肉类、蛋类、鱼类等蛋白质的摄入。多吃一些富含维生素A的食物，如胡萝卜、黄绿色的蔬菜及水果、瓜类等，增强呼吸道抗感染作用。

（3）增强婴幼儿体质，多进行户外活动和运动，让婴幼儿多晒太阳，加强体格锻炼以增强免疫力及抗寒能力。

（4）创设良好的室内环境，应每天定时开窗通风，同时保持一定的空气湿度。冬季房间的空气湿度应保持在50％左右，尽量保持婴幼儿呼吸道湿润，减少被病菌侵袭的机会。

（5）婴幼儿衣着要适宜，不要给婴幼儿穿得过多，盖的被子也不宜太厚。气候变化时应随时为其增减衣服，尽量减少出汗、及时擦汗是防止婴幼儿受凉的重要措施。

（6）婴幼儿要注意个人卫生，应养成勤洗手的好习惯。

（7）在呼吸道感染性疾病高发的季节，婴幼儿不要去人群拥挤的公共场所。

（8）预防麻疹、百日咳、流行性感冒等急性传染病，以免这些传染病引起肺炎。

2. 家庭预防

如果家里有人患呼吸道感染，应避免病人与婴幼儿接触。

第二节　0—3 岁婴幼儿常见消化系统疾病的家庭护理及预防

婴幼儿的消化系统尚未发育成熟,消化酶分泌少,酶活力偏低,不能适应食物在质和量上的较大变化,容易出现肠道功能的紊乱,吃过凉食物或放置过久稍有变质的食物就会引起腹泻等。由于婴幼儿水代谢旺盛,对缺水的耐受力差,一旦腹泻后,婴幼儿呕吐、大便次数多,身体失水后容易发生体液调节紊乱。婴幼儿时期机体的防御功能差,对外界感染的抵抗力低,各类病菌容易进入婴幼儿体内。而婴幼儿胃酸分泌较少,胃排空较快,对进入胃肠内的细菌杀灭能力比较弱,容易出现肠道感染,产生肠道问题。婴幼儿消化系统疾病中最常见的就是腹泻和便秘,本节将重点介绍这两种消化系统疾病。

一、婴幼儿腹泻的家庭护理及预防

腹泻是由多病原、多因素引起的,主要以大便次数增多和大便性状改变为特点,是我国婴幼儿最常见的肠道疾病,一年四季均有可能发病,6—24 个月的婴幼儿发病率最高。腹泻是婴幼儿营养不良、生长发育障碍的主要原因之一,对婴幼儿的健康危害极大。

(一) 病因

1. 饮食因素

在婴幼儿 3—4 个月时就过早地给他们吃过多的淀粉类(米粉、稀粥、米汤)、脂肪类辅食,或突然给婴幼儿断奶改喝奶粉,或突然添加辅食,或给婴幼儿吃不适合该年龄段吃的食物,给婴幼儿吃得过多、过少,食物过冷等等,都会影响婴幼儿胃肠道的消化功能,引起其腹泻。

2. 感染因素

(1) 肠道内感染

婴幼儿肠道内感染多由病毒、细菌等引起,主要是由于吃了不干净的食物,喝了被病菌污染的水,使用了带有病菌的奶具或者餐具。病菌由口进入消化道引起肠道内感染,引发腹泻。

(2) 肠道外感染

即便婴幼儿患上呼吸道感染、肺炎等胃肠道以外的疾病,病原体毒素的作用也会进入肠道,造成胃肠感染,使胃肠道功能失调,从而引起腹泻。

3. 气候因素

天气突然变冷、腹部受凉会使肠蠕动增加,天气过热会使胃酸及消化酶分泌减少。这两种情况都可能诱发婴幼儿消化功能紊乱导致腹泻。

(二) 表现

1. 轻度症状表现

(1) 恶心、呕吐及腹痛,食欲不振,吃的少或不吃;

(2) 排大便次数或量增多,每日 5—6 次左右;

(3) 大便呈糊状、黄绿色稀水便或蛋花汤样,有的还会混有少许黏液和脓血;

(4) 有的婴幼儿还会出现发热等症状。

2. 重度症状表现

(1) 精神较差,因频繁呕吐无法吃饭喝水;

(2) 排大便次数频繁,每日 6—10 次以上;

(3) 大便中水分多而粪便少,或稀水样便多;

(4) 有时还会出现腹胀或脱水。脱水主要是体内丢失水分过多,出现口渴,精神差,眼窝凹陷,皮肤弹性差,哭时无泪,少尿或无尿等症状。

(三) 家庭护理

1. 及时就诊,按医嘱服药

当婴幼儿出现恶心、呕吐及大便次数增多等消化道症状时,应及时带婴幼儿到正规医院就诊,在专业医生的指导下进行合理的护理和治疗。

2. 加强家庭护理

(1) 清洁消毒

将患病婴幼儿接触过的用品、玩具等清洗干净,把婴幼儿用过的食具及奶具煮沸消毒半个小时,用消毒剂擦拭桌面、地面。照养人每次照顾腹泻的婴幼儿后,要及时用肥皂洗净双手,以免将病菌传染给家庭中的其他人。

(2) 臀部护理

在腹泻的婴幼儿每次大便后,用温开水清洗婴幼儿的臀部及肛门,避免婴幼儿因腹泻引起尿布性皮炎。

(3) 注意休息

让婴幼儿尽量卧床休息,避免劳累,这样有利于胃肠功能的恢复。腹泻的婴幼儿如果还伴有呕吐症状,在婴幼儿平躺休息时应该垫高枕头,以免婴幼儿因呕吐物呛入气管引起窒息。

（4）合理饮食

腹泻期间不应禁食,应继续给婴幼儿喂养食物,这样不仅能避免其营养不良,还能帮助婴幼儿消化、吸收和利用多种营养素。让婴幼儿少食多餐,吃一些营养丰富、容易消化的食物,如煮得绵软的粥和面条等。不要吃生冷油腻的东西,避免吃高脂高糖的食物和含粗纤维的蔬菜水果,以免加快肠道蠕动。此时也不应该添加新的辅食,以免肠道不耐受新食物而造成肠道功能紊乱,加重腹泻。

（四）预防

提倡母乳喂养,因母乳中含有的各种营养成分都非常适合婴幼儿的消化吸收,吃母乳可以预防婴幼儿腹泻。另外,应及时合理地添加辅食,由少量到多量,由一种到多种,循序渐进,逐步增加,不要操之过急。避免在炎热的夏季给婴幼儿断奶。

为防止发生腹泻,要让婴幼儿注意个人卫生,饭前便后要洗手,不吃不干净的食物。要注意食品、食具及水源卫生,保证食品制作过程的清洁卫生。婴幼儿所用的奶具、餐具必须每天煮沸消毒一次,以防病从口入。

当气温变化时,要随时给婴幼儿增减衣服,避免过热或受凉。居室要通风,平时要多让婴幼儿参加户外体育锻炼,增强体质及抗病能力。

感染性腹泻比较容易流行,必须避免与腹泻的婴幼儿接触,做好自身防护及隔离,以免交叉感染。

二、婴幼儿便秘的家庭护理及预防

婴幼儿的肠道功能在不同婴幼儿之间存在着个体差异,婴幼儿每天排便的次数是有很大差别的。有些婴幼儿每天排便1—2次,而有些婴幼儿则每2—3天或者更长的时间才正常排便一次。但无论排便次数多或少,只要婴幼儿很健康,排出的大便正常、不干燥,排便时没有肛门疼痛等不适症状,那么婴幼儿的肠道功能就是正常的。而便秘是指婴幼儿的大便干燥、坚硬、量少、呈颗粒状,排出困难或伴有疼痛,甚至排便时哭闹,且每次排便时间比较长。便秘是婴幼儿常见病,可以通过调整饮食习惯逐渐缓解。如果婴幼儿2—3天一次或经常性便秘,可能会导致食欲不振、肛裂、痔疮、肛门脱垂等疾病,对婴幼儿的身体健康会有很大危害。

（一）病因

1. 饮食因素

（1）饮食太少,摄入膳食纤维及液体不足,经过消化吸收后,产生的食物残渣少,大便也随之减少,不易排出。

（2）平时喝水太少也会使大便干燥,引起便秘。

（3）以牛奶喂养为主,牛奶中含有很多不易被人体吸收的酪蛋白,会引起大便干燥,排便不畅。

（4）饮食中缺乏粗纤维膳食,蛋白质成分较多,如肉、蛋、奶含量高,而碳水化合物及纤维类成分少,也容易引起便秘。

2. 排便不定时

有些婴幼儿没有养成按时排便的习惯,没有形成排便条件反射,这会导致肠肌松弛无力而便秘。在该排便的时候,婴幼儿因玩耍而抑制了便意,使大便在肠内停留过久变得干硬,更加难以排出,引起便秘。

3. 运动量不足

日常的运动量不足,肠道蠕动变慢,大便在肠道停留时间长,水分被肠道吸收,大便干燥变硬,导致排便不畅,也容易引起便秘。

4. 精神因素

生活环境的突然变化（如搬家、更换居住房间等）、生活习惯的改变（如改变饮食习惯、饮食环境等）、精神过度紧张、受到惊吓、过分贪玩而忘记排便或有意控制便意不去上厕所等,均有可能使肠道蠕动变慢,大便干结,引起便秘。

5. 疾病因素

患佝偻病、营养不良等疾病都会使婴幼儿的肠肌松弛,缺乏对粪便的推动力而引起便秘。另外,患有肛肠器质性病变（如肛门裂、肛门狭窄、先天性巨结肠、肠息肉等）也会使大便排出受阻,粪便在肠道内滞留,引起便秘。

（二）表现

婴幼儿患便秘后,干硬的大便刺激肛门,使婴幼儿产生疼痛和不适感,婴幼儿会惧怕而且不敢用力排便,这样肠道里的粪便会变得更加干燥,使便秘症状更加严重,这就导致了恶性循环,据病情分为轻度便秘和重度便秘。

1. 轻度症状表现

（1）排大便次数明显减少,每2—3天一次,且没有规律性;

（2）大便干燥,呈颗粒状;

（3）排便时间比较长,排出困难或伴有排便时肛门疼痛。

2. 重度症状表现

（1）每3—4天甚至更长时间排大便一次;

（2）因便秘而食欲下降，烦躁哭闹，爱发脾气；

（3）出现腹胀、腹痛、呕吐等情况。

（三）家庭护理

1. 及时就诊，按医嘱服药

有的婴幼儿可能只是便秘 1—2 天，之后通过家庭护理就可以缓解，无需就医。但当婴幼儿出现大便干燥、3—4 天都不易排出，甚至出现腹胀、腹痛、呕吐的情况时，就应及时带婴幼儿到正规医院就诊，在专业医生的指导下进行合理的护理和治疗。

2. 加强家庭护理

（1）按摩腹部

以脐部为中心，顺时针按摩便秘婴幼儿的腹部，可以刺激和促进肠道蠕动，促使大便排出。

（2）合理饮食

要保证给婴幼儿适当的进食量，以减少便秘情况的发生。每天多吃富含膳食纤维的食物，如水果、蔬菜及粗粮等，促进胃肠蠕动，有利于大便排出。

通过喝果汁、稀粥及白开水的方式给婴幼儿补充水分，避免大便干结难以排出。

（3）增加运动量

通过各种游戏鼓励婴幼儿多进行户外活动，例如踢球、追球、扔球，跑步、骑滑板车、自行车等一些跑跳类运动，从而促进胃肠蠕动，加快大便排出。

（四）预防

1. 应及早训练婴幼儿定时排便的习惯，使婴幼儿逐渐养成每日定时排便的习惯。

2. 增加婴幼儿的运动量，建议照养人给一岁以下婴儿多做婴儿操及抚触。鼓励一岁以上婴幼儿多进行户外活动，因为适量的运动可以增加婴幼儿的肠道蠕动，有助于预防便秘。

3. 饮食均衡合理，荤素搭配，让婴幼儿多吃含膳食纤维高的食物，平时多喝水，不挑食，不偏食，养成良好的饮食习惯。

第三节　0—3 岁婴幼儿常见皮肤疾病的家庭护理及预防

婴幼儿的皮肤发育不完善，表皮很薄，皮肤的角质层也薄，毛细血管网丰富，保护功能差,所以容易产生过敏反应。婴幼儿时期是人体新陈代谢最旺盛的时期,婴幼儿容易出汗,受汗液的刺激,娇嫩、角化层薄的婴幼儿皮肤更易受到损害,抵抗力降低,细菌容易入侵而引起感染。所以,婴幼儿比较容易出现痱子、湿疹及尿布皮炎等皮肤问题。本节将介绍这三种婴幼儿常见皮肤疾病的家庭护理及预防方法。

一、痱子的家庭护理及预防

痱子是皮肤汗腺周围发生炎症导致的一种皮肤病,多发生于酷热的夏季大汗之后,是婴幼儿在夏天最常见的一种皮肤病。

(一)病因

1. 婴幼儿自身因素

婴幼儿新陈代谢旺盛,极易出汗,加之婴幼儿汗腺发育不成熟,汗孔容易闭塞,致使汗毛孔发炎,妨碍了汗液的排泄和蒸发,更容易引起痱子。

2. 环境因素

炎热的夏天,人体皮肤汗腺会分泌大量汗液。汗液停留在皮肤表面,汗毛孔又被经汗液浸软膨胀的表皮所堵塞,汗液排出不畅,淤积在汗腺及汗管里,容易引起皮肤轻度发炎,产生痱子。

(二)表现

1. 轻度症状表现

痱子最开始会出现在婴幼儿出汗多的部位,如头部、前额、面颊等头面部。

2. 重度症状表现

(1)痱子逐渐增多,从头面部逐渐增至颈部、胸背、肘窝、躯干及大腿根等褶皱处;

(2)皮肤发红,出现针尖大小的红色丘疹,密集成片,突出于皮肤表面;

(3)婴幼儿会感觉剧痒、疼痛、烦躁不安,会哭闹,不停地用手去抓。

(三)家庭护理

1. 及时就诊,按医嘱用药

当婴幼儿的皮肤上出现红色皮疹,有痛痒的症状时,应及时带婴幼儿到正规医院就诊,在专业医生的指导下进行护理和治疗。

2. 加强家庭护理

(1)炎热的夏天,给婴幼儿每天洗1—2次澡,洗澡要用温水,在洗澡的过程中,要避免用力擦洗长有痱子的部位,防止擦破皮肤引起感染、糜烂。洗完后用毛巾帮婴幼儿轻轻擦干。

（2）给婴幼儿穿凉爽的衣服,多给婴幼儿喝水,经常用毛巾给婴幼儿擦干出汗的皮肤,婴幼儿睡觉时勤给其翻身。

（3）勤给婴幼儿剪指甲,防止婴幼儿因瘙痒而抓伤皮肤,引起感染。

（4）居室要通风,尽量降低室温,保持凉爽及干燥。

（四）预防

1. 在天气炎热的夏天,尽量降低室温,室内空气要流通,保持凉爽及干燥。

2. 勤给婴幼儿洗澡,注重婴幼儿皮肤的清洁和干燥,保持其汗腺通畅,防止汗孔阻塞。天气炎热时可以每天洗两次澡。最好用温水清洗,以免水过热或过凉刺激婴幼儿皮肤。洗完擦干后可涂一点爽身乳,起到吸汗、干燥、清凉的作用。穿好衣服,避免受凉感冒。

3. 婴幼儿的衣服要勤换洗,保证干净。衣服以柔软、宽松、舒适凉爽,吸汗效果好的棉质品为宜,便于婴幼儿活动及其汗液的蒸发。床上用品,如枕套、枕巾、床单、被单均要保持干净。

4. 夏季早晚气温较低,可以多带婴幼儿到户外活动。中午较炎热时,可以在室内做一些活动量小的游戏,不要在烈日底下玩耍。

5. 夏季婴幼儿出汗多,要经常给婴幼儿擦汗,多给婴幼儿补充水分,给他们多喝温开水,多吃水果和蔬菜,帮助婴幼儿在天气炎热时降温。

二、湿疹的家庭护理及预防

湿疹是一种由多种内外因素引起的表皮及真皮浅层的炎症性皮肤病,也是一种常见的过敏性皮肤病,俗称"奶癣",具有多发且反复发作的特性。湿疹的发生可由人体对吃进去的食物、吸入肺部和接触到的物品过敏诱发。如婴幼儿发生湿疹,将严重影响婴幼儿的饮食、睡眠、生长发育及生活质量。

（一）病因

1. 婴幼儿自身因素

过敏性体质是产生湿疹的主要原因。容易患湿疹的婴幼儿通常属于过敏性体质,且和遗传因素有一定的关系。在这些婴幼儿的家族中,尤其是直系亲属中,常常有患过敏性皮肤病、过敏性鼻炎、哮喘等疾病的患者。

2. 环境因素

具有过敏性体质的婴幼儿遇到以下情况,容易诱发湿疹:

（1）户外活动时待在日光直射的地方，皮肤长期暴露在紫外线中；

（2）遇到湿热、寒冷的天气等因素；

（3）接触到化纤制品、羊毛制品、灰尘、花粉、肥皂、动物皮毛等容易导致过敏的物品；

（4）进食了牛奶、鸡蛋、鱼、虾、坚果、花生、小麦等容易引发湿疹的食物。

（二）表现

1. 轻度症状表现

开始时，额部、眉部、面颊处的皮肤会出现皮疹，为点状红色斑疹及丘疹，有痒感，婴幼儿会用手抓挠。

2. 重度症状表现

病情发展以后，皮疹逐渐增多，扩散至耳后、头皮、臀部、四肢及躯干等部位，甚至会遍及全身。皮疹密密麻麻地堆积在一起，融合成片状红斑，表面附着有白色的皮屑，有时会有黄色透明的黏液渗出。

出现湿疹的部位很痒，婴幼儿会因为痒而抓破疹子，使皮肤发红、流出液体，时间久了，局部皮肤会变厚且硬。婴幼儿常因瘙痒而烦躁不安、哭闹、无法入睡；

湿疹容易反复出现，很长时间无法痊愈。

（三）家庭护理

1. 及时就诊，按医嘱用药

当婴幼儿出现皮肤湿疹或者有其他过敏现象时，应及时带婴幼儿到正规医院就诊，在专业医生的指导下进行合理的护理及药物治疗。

2. 加强家庭护理

（1）避免接触过敏源

找出可疑的致敏因素，尽量让婴幼儿避免接触致敏物，如外界致敏因素、容易导致过敏的物品和致敏的食物等；

在饮食上不要给婴幼儿吃容易引起过敏的食物，如鱼、虾、蛋奶、坚果等等，要多吃新鲜的蔬菜、水果和容易消化的清淡的食物；

哺乳期的妈妈要注意自己的饮食习惯，不吃致敏食物，不吃刺激性食物，如蒜、葱、辣椒等，以免刺激性物质进入乳汁，加剧婴幼儿的湿疹。

（2）清洁卫生

出湿疹的部位不要用香皂或者肥皂清洗。香皂和肥皂的碱性大，容易刺激皮肤，加重湿疹。

婴幼儿的指甲应剪短，防止婴幼儿因瘙痒而用手抓伤皮肤，发生继发性的皮肤感染。

婴幼儿的内衣要干净、宽松、柔软,所穿衣服不宜太紧太厚;穿纯棉的衣物,不穿化纤、羊毛衣物,以免布料刺激皮肤,使湿疹加重;要勤给婴幼儿换洗衣服及尿布,保持清洁卫生。

经常洗澡会使皮肤变得干燥,在洗澡后会加重婴幼儿痒的感觉。洗澡后可以给婴幼儿涂抹没有香味的润肤露,使婴幼儿的皮肤保持湿润。

（3）改善居室环境

居室要通风,室内温度不宜过高,保持清洁卫生,凉爽干燥的环境有利于消除湿疹。

（四）预防

1. 应该保持婴幼儿房间的空气新鲜,要经常打扫室内卫生,同时还要避免室外尘土飞进来,减少灰尘对婴幼儿的刺激。

2. 婴幼儿的衣服要清洁、柔软、宽松、舒适,不要过紧过厚。给婴幼儿穿纯棉衣物,避免接触人造化纤、羊毛等衣物。

3. 经常给婴幼儿洗澡,勤换内衣及尿布,保持个人卫生。

4. 要用婴幼儿专用的洗涤护肤用品,不要用碱性过强的洗涤用品为婴幼儿洗脸、洗澡,以免刺激皮肤,引起过敏。

5. 婴幼儿应避免进食容易引起过敏的食物。

三、尿布皮炎的家庭护理及预防

尿布皮炎也被称为"尿布疹"或"婴儿红臀",是婴儿常见的皮肤病,一般是由于照养人护理不当,在婴儿排大小便后没有及时清洗,没有及时更换尿布,使婴幼儿的皮肤长时间闷在湿尿布中引起的局部皮肤的炎症。

婴儿的皮肤娇嫩,经常接触大小便的腹股沟周围、大腿上部和臀部的皱褶部位比较容易出现尿布皮炎。一般情况下只是皮肤发红,治疗 3—4 天后就会好。如果情况严重,还可能会出现溃烂。

（一）病因

1. 便后护理不及时

婴幼儿大小便后清洗不及时或尿布/纸尿裤更换不及时,特别是一整夜不更换尿布/纸尿裤,小便和大便长时间刺激婴幼儿臀部的皮肤,容易引发尿布皮炎。

2. 使用劣质尿布/纸尿裤

使用粗糙、质量差、吸水性差的不合格尿布/纸尿裤,婴幼儿的皮肤容易因反复摩擦和布料不透气等原因受到损伤,同时在尿布/纸尿裤中生长繁殖的细菌会导致损伤的皮肤发炎,引发尿布皮炎。

（二）表现

1. 轻度症状表现

会阴、肛门周围及臀部等尿布覆盖的部位出现少许皮疹，皮肤发红和粗糙（图5－3－1）。

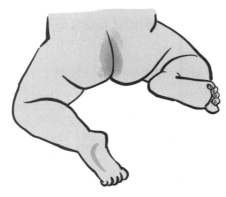
图5－3－1 轻度尿布皮炎

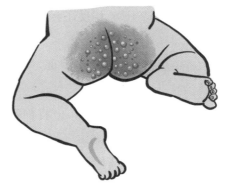
图5－3－2 重度尿布皮炎

2. 重度症状表现

皮肤出现斑丘疹或水疱，会蔓延到婴儿的会阴部及大腿内侧和臀部的皮肤褶皱里（图5－3－2）；之后会出现表皮脱落，造成皮肤表皮溃烂，继而引发皮肤发炎，引起感染；因局部皮肤红肿，又疼又痒，寝食难安，整天哭闹不停。

（三）家庭护理

1. 及时就诊，按医嘱用药

当婴幼儿患上尿布皮炎，皮肤出现发红、粗糙及皮疹等症状时，应及时带婴幼儿到正规医院就诊，在专业医生的指导下进行护理及治疗。

2. 加强家庭护理

（1）婴幼儿患尿布皮炎时要用棉质的、柔软的尿布或合适的一次性纸尿裤，尿布清洗干净后，要煮沸消毒，并在日光下自然风干。

（2）及时检查、更换尿布/纸尿裤，保持婴幼儿臀部皮肤的清洁干燥，减少脏湿尿布/纸尿裤对局部皮肤的刺激，这有利于婴幼儿尿布皮炎的恢复。

（3）勤给婴幼儿洗澡，婴幼儿大小便后要及时清洗臀部，并轻轻擦干，保持局部皮肤干净、干燥，并涂上润肤露保护皮肤。

（4）如果婴儿得了尿布皮炎，保持皮肤的清洁和干爽最重要：

要用温水给婴儿清洗皮肤,不要用热水和肥皂,那样会刺激皮肤;

洗干净后,要用软毛巾轻轻吸干水分,不要擦。另外,要把尿布裹得宽松些,以减少对婴儿皮肤的摩擦;

在发炎处可以遵医嘱涂上润肤露、凡士林或氧化锌;

给婴儿洗臀部或洗澡后,可以让婴幼儿光着臀部待一会儿,皮肤在空气中暴露一段时间有利于皮疹消退。注意不要给婴儿的臀部涂爽身粉,因为爽身粉吸水后还会糊在皮肤上,不但不能使皮肤保持干燥,相反还会刺激皮肤。用不含有酒精或香料的婴儿专有湿纸巾擦拭。

3. 护理时的注意事项

(1)避免用毛巾直接擦洗臀部,用温水直接清洁臀部后,再用小毛巾轻轻吸干水分,然后遵医嘱涂抹药膏。

(2)涂抹润肤露或药膏时,应将棉签贴在皮肤上轻轻滚动,不可上下涂擦,以免加剧婴幼儿的疼痛,导致皮肤脱落。

(3)臀部皮肤溃烂时禁用肥皂水。

(4)在气温或室温条件允许时,可仅垫尿布于臀下,使婴幼儿的臀部暴露于空气或阳光下,每次 10—20 分钟。

(5)保持臀部的清洁干燥,重度尿布皮炎的婴幼儿所用尿布应煮沸,用消毒液浸泡或在阳光下暴晒,以消灭细菌。

(四)预防

1. 婴幼儿的尿布最好选用棉布制品,既柔软又吸水,不用化纤布及不符合标准的尿布,是预防尿布皮炎发生的重要因素之一。

2. 平时及时检查尿布并更换清洁的尿布或高质量的一次性纸尿裤。尿布的清洁消毒要彻底,在日光下晾晒风干。

3. 勤给婴幼儿洗澡,及时清洗婴幼儿的臀部、会阴部及肛门周围皮肤,保持清洁和干爽。婴幼儿每次大小便后,照养人都要及时用温水清洗臀部皮肤,然后轻轻擦干,再涂上一层薄薄的润肤露或护臀霜,注意不要涂爽身粉,以免其与尿、大便结成块刺激皮肤。

本章图片来源

本章图片均由康乐绘制。

本章主要参考文献

1. 胡仪吉.儿童常见病防治[M].北京：中国协和医科大学出版社,2009.

2. 崔焱,仰曙芬.儿科护理学(第六版)[M].北京：人民卫生出版社,2017.

3. 王卫平,孙锟,常立文.儿科学(第九版)[M].北京：人民卫生出版社,2018.

4. 陈荣华,赵正言,刘湘云.儿童保健学(第五版)[M].南京：江苏凤凰科学技术出版社,2017.

第六章

0—3 岁婴幼儿常见
传染病的家庭护理及预防

0-3岁婴幼儿传染病概述 { 传染病的定义及分类
婴幼儿常见传染病的预防

0-3岁婴幼儿预防接种 { 疫苗分类
预防接种疫苗时间
疫苗接种的注意事项
不适宜接种疫苗的情况

0-3岁婴幼儿常见传染病的家庭护理及预防

0-3岁婴幼儿常见呼吸系统传染病的家庭护理及预防 { 水痘的家庭护理及预防
猩红热的家庭护理及预防
婴幼儿急疹的家庭护理及预防
流行性感冒的家庭护理及预防

0-3岁婴幼儿常见消化系统传染病的家庭护理及预防 { 手足口病的家庭护理及预防
细菌性痢疾的家庭护理及预防

学习目标

1. 掌握 0—3 岁婴幼儿传染病的预防要点；

2. 掌握 0—3 岁婴幼儿各类常见传染病的家庭护理措施；

3. 了解 0—3 岁婴幼儿各类常见传染病的预防措施。

　　传染性疾病（简称传染病）一旦发生，会严重影响人类的身体健康。有的传染病爆发性强、病死率高，对人类生存有很大威胁。传染病也会严重危害婴幼儿的身体健康，降低婴幼儿的生活质量，影响婴幼儿的生长发育，严重时会造成婴幼儿的死亡。了解和掌握婴幼儿常见传染病的家庭护理及预防方法，对传染病进行积极有效的预防，做到早发现、早隔离、早诊断、早治疗,就可以远离传染病,减少传染病的发生,对婴幼儿的健康具有重要意义。

本章内容主要介绍了水痘、猩红热、婴幼儿急疹、流行性感冒、手足口病、细菌性痢疾这几种常见婴幼儿传染病的家庭护理及预防措施。

第一节　0—3岁婴幼儿传染病概述

传染病因其具有传染性和流行性,一经传染,如不及时控制,就很容易在人群中流行。婴幼儿的免疫系统正在发育,尚未发育完善,对病毒、细菌等病原体的抵抗力弱。所以,婴幼儿极易患传染病。照养人应掌握婴幼儿常见传染病的家庭护理及预防措施,并应用到婴幼儿的日常照料中去。

一、传染病的定义及分类

(一) 传染病的定义

传染性疾病(简称"传染病")是由致病的病原体(如细菌、病毒等)引起的,能在人与人、动物与动物或人与动物之间相互传染的,并在一定条件下可造成流行传染的疾病。传染病具有一定的发病特征,其发生和流行有三个要素:传染源、传播途径、易感人群。

1. 传染源

体内有病原体生存、繁殖并能将病原体排出的人和动物。

2. 传播途径

病原体离开传染源后到达另一个易感者的途径,如飞沫传播,经水、食物传播,接触传播,虫媒传播,血液传播等。

3. 易感人群

对某一传染病缺乏特异性免疫力的人被称为易感人群,如婴幼儿、老人。

(二) 传染病的分类

1. 依据传染病防治法分类

依据我国《中华人民共和国传染病防治法》,根据传染病的危害程度和应采取的监督、监测、管理措施,参照国际上统一分类标准,结合中国的实际情况,将全国发病率较高、流行面较大、危害严重的 39 种急性和慢性传染病,列为法定管理的传染病,并根据其传播方式、速度及其对人类危害程度的不同,将传染病分为甲类、乙类和丙类三类,实行分类管理。

（1）甲类传染病

甲类传染病又称"强制管理传染病",包括鼠疫、霍乱2种。

（2）乙类传染病

乙类传染病又称"严格管理传染病",包括重症急性呼吸综合征(非典型肺炎)、获得性免疫缺陷综合征(艾滋病)、病毒性肝炎、脊髓灰质炎、人感染高致病性禽流感、麻疹、流行性出血热、狂犬病、流行性乙型脑炎、登革热、炭疽、细菌性和阿米巴性痢疾、肺结核、伤寒和副伤寒、流行性脑脊髓膜炎、百日咳、白喉、新生儿破伤风、猩红热、布氏菌病、淋病、梅毒、钩端螺旋体病、血吸虫病、疟疾、甲型 H1N1 流感,共 26 种。

（3）丙类传染病

丙类传染病又称"监测管理传染病",包括流行性感冒、流行性腮腺炎、风疹、急性出血性结膜炎、麻风病、流行性和地方性斑疹伤寒、黑热病、包虫病、丝虫病、手足口病,除霍乱、细菌性和阿米巴性痢疾、伤寒和副伤寒以外的感染性腹泻病,共 11 种。

2. 依据传播途径分类

病原体从传染源排出之后,经过一定的媒介再侵入到其他人,这个过程称为传播途径。同一种传染病可以有多种传播途径。

传播途径主要有五大类:

（1）呼吸道传播(空气传播):主要是病人的呼吸道分泌物排出到空气中,病菌会附着在空气的尘埃中,被其他人吸入体内,传染给其他人等。麻疹、流感、流行性腮腺炎、猩红热、风疹、水痘、幼儿急疹等都是以空气为媒介在呼吸道传播的传染病。

（2）消化道传播(饮食传播):主要是指易感人群进食了被病原体污染的食物和水后被传染的过程。如细菌性痢疾、伤寒、甲肝、手足口病等可通过饮食经消化道传播。

（3）虫媒传播(昆虫及动物传播):被病原体感染的蚊虫在叮咬易感人群后把病原体传给了易感人群。如蚊子传播乙脑、苍蝇传播痢疾、狗传播狂犬病等。

（4）接触传播:主要是指易感人群与被病原体污染的水或土壤接触而被传染的过程。如沙眼、红眼等会通过日常接触传播。

（5）血液、体液传播:病原体存在于患者的血液、体液中,经过输血或者分娩等途径传播。如乙肝、丙肝、艾滋病等疾病的病原体可以通过输血、打针的方式传播。

二、婴幼儿常见传染病的预防

呼吸道传染病和肠道传染病是最容易在婴幼儿间流行的传染病。常见的婴幼儿呼吸道传染病有猩红热、麻疹、水痘、风疹、流行性腮腺炎、幼儿急疹等。常见的婴幼儿肠道传染病有手足口病、细菌性痢疾、病毒性肝炎、伤寒等。

婴幼儿传染病虽然种类繁多,且不同的传染病有不同的治疗方法,但基本的预防措施是相通的。只要我们重视预防工作,做到早发现、早隔离、早诊断、早治疗,就可以有效地阻断婴幼儿传染病病原体的传播,减少婴幼儿传染性疾病的发生。

(一)传播预防的主要环节

为了避免婴幼儿传染病大规模传播,要做好管理传染源、切断传播途径以及保护易感人群这三件事。

第一,传染源的管理是针对患病的婴幼儿,要早发现、早隔离、早治疗,密切观察患者的接触者,如有必要,隔离其密切接触者。

第二,切断传播途径是预防传染病流行的重要措施。

第三,保护易感人群主要是给婴幼儿接种疫苗,提高婴幼儿自身免疫力。这种做法对传染病的预防能够起到十分关键的作用。

(二)个人预防的具体措施

1. 接种疫苗预防传染病

许多传染病可以通过接种疫苗的方式进行预防,接种疫苗是预防各类传染病发生的重要措施。所以,婴幼儿一定要按时进行预防接种。

2. 居室定时通风换气

婴幼儿居住的房屋要定时打开门窗自然通风,保持空气新鲜,并注意个人及居室的卫生清洁。

3. 培养婴幼儿良好的卫生习惯

婴幼儿饭前便后以及外出归来,一定要认真勤洗手,不用脏毛巾擦手。双手接触呼吸道分泌物后(如打喷嚏后)应立即洗手或擦净,不要随地吐痰,不要与他人共用水杯、餐具、毛巾、牙刷等物品。衣服、被褥要经常在阳光下暴晒。

4. 合理膳食,增加营养

平时给婴幼儿多饮水,吃熟食,不吃生食,多吃富含优质蛋白及微量元素的食物,如瘦肉、禽蛋、牛奶等。摄入足够的维生素,如新鲜蔬菜和水果等,保持均衡饮食。

5. 加强婴幼儿体格锻炼

多带婴幼儿进行户外活动和做游戏,呼吸新鲜空气,增强体质,提高身体的免疫力及抗病能力。

6. 合理安排婴幼儿的休息时间

让婴幼儿的生活变得有规律,注意休息,不要过度疲劳,以免抗病力下降而感染疾病。

7. 避免婴幼儿接触传染病人

传染病流行期间,不要带婴幼儿去人口密集、人员混杂、空气污染的场所,以减少感染和传播机会。在人群聚集场所打喷嚏或咳嗽时应用手绢或纸巾掩盖口鼻,不要随意吐痰或丢弃擤鼻涕时使用过的纸巾。婴幼儿尽量不去传染病流行疫区。传染病人用过的物品及住过的房间要及时消毒,如日光下晾晒衣被,房内门把手、桌面、地面用含氯消毒剂喷洒、擦拭等。

8. 避免婴幼儿接触猫狗、禽鸟、鼠类排泄物

发现死亡或可疑患病的动物,不要让婴幼儿触摸,由照养人及时报告小区管理人员。婴幼儿接触猫狗、禽鸟、鼠类的粪便等排泄物后一定要正确洗手,再用75%酒精擦洗双手进行消毒。

第二节　0—3 岁婴幼儿预防接种

预防接种又称疫苗接种(或称打预防针),是将疫苗注射到婴幼儿体内,使婴幼儿产生对抗该病原或相似病原的抗体,获得对某类疾病的抵抗力。0—3 岁婴幼儿正处于生长发育阶段,免疫功能不成熟,抵抗力较差,容易感染疾病。有计划地接种疫苗可以提高人群的免疫力,预防和控制传染病的发生及流行,同时,也是预防、控制传染病最经济有效的措施和保护婴幼儿健康最好的手段之一。

一、疫苗分类

疫苗是指为了预防控制传染病的流行,用于人体预防接种的疫苗类预防性的生物制剂。接种疫苗能够提高婴幼儿对某些传染性疾病的免疫作用,使婴幼儿对病毒、病菌产生抵抗力,预防传染性疾病。婴幼儿在成长过程中可能会面临不同疾病的威胁,所以,一定要根据接种时间的安排,到有资质的医疗机构进行定期疫苗接种,提高抵御传染病的能力,这对婴幼儿的身体健康极为重要。根据中国《疫苗流通和预防接种管理条例》,我国将疫苗分为一类疫苗和二类疫苗。

(一) 一类疫苗

一类疫苗是国家政府向婴幼儿免费提供,婴幼儿应该依照政府规定受种的疫苗,也称计

划疫苗。只要没有不适宜接种疫苗的情况（如婴幼儿是过敏体质、患有严重心脏病、肝、肾、活动性结核病等），都必须及时给婴幼儿接种。

已纳入一类疫苗的有卡介苗、脊髓灰质炎减毒活疫苗、无细胞百白破疫苗、吸附白喉破伤风联合疫苗、麻疹风疹联合疫苗、麻腮风减毒活疫苗、重组乙型肝炎疫苗、乙型脑炎减毒活疫苗、A 群脑膜炎球菌多糖疫苗、A＋C 群脑膜炎球菌多糖疫苗、15 岁甲型肝炎疫苗。

（二）二类疫苗

二类疫苗是家庭自费并且知情、自愿受种的其他疫苗。

已纳入二类疫苗的有肺炎球菌结合疫苗、水痘疫苗、B 型流感嗜血杆菌结合疫苗、流感疫苗、轮状病毒疫苗等。

二、预防接种疫苗时间

2020 年版本的《国家免疫规划儿童免疫程序及说明》中规定了不同疫苗的免疫接种时间（表 6 - 2 - 1）。应严格按照接种时间和顺序为儿童接种疫苗，以使儿童获得足够的抗体。由于疾病未接种的儿童，应在身体恢复后及时补种。

表 6 - 2 - 1 儿童免疫规划疫苗接种时间表（2020 年版）

疾病	疫苗	英文缩写	接种起始年龄														
			出生时	1月	2月	3月	4月	5月	6月	8月	9月	18月	2岁	3岁	4岁	5岁	6岁
乙型病毒性肝炎	乙肝疫苗	HepB	1	2					3								
结核病①	卡介苗	BCG	1														
脊髓灰质炎	脊灰灭活疫苗	IPV				1	2										
	脊灰减毒活疫苗	bOPV						3							4		
百日咳、白喉、破伤风	百白破疫苗	DTaP					1	2	3			4					
	白破疫苗	DT															5

疾病	疫苗	英文缩写	接种起始年龄														
			出生时	1月	2月	3月	4月	5月	6月	8月	9月	18月	2岁	3岁	4岁	5岁	6岁
麻疹、风疹、流行性腮腺炎②	麻腮风疫苗	MMR								1		2					
流行性乙型脑炎③	乙脑减毒活疫苗	JE－L								1			2				
	乙脑灭活疫苗	JE－I								1、2			3				4
流行性脑脊髓膜炎	A群流脑多糖疫苗	MPSV－A							1		2						
	A群C群流脑多糖疫苗	MPSV－AC												3			4
甲型病毒性肝炎④	甲肝减毒活疫苗	HepA－L										1					
	甲肝灭活疫苗	HepA－I										1	2				

注：①主要指结核性脑膜炎,粟粒性肺结核等。②两剂次麻腮风疫苗免疫程序从2020年6月开始在全国范围内实施。③选择乙脑减毒活疫苗接种时采用两剂次接种程序,选择乙脑灭活疫苗接种时采用四剂次接种程序,乙脑灭活疫苗第1、2剂间隔7—10天。④选择甲肝减毒活疫苗接种时,采用一剂次接种程序,选择甲肝灭活疫苗接种时,采用两剂次接种程序。

三、疫苗接种的注意事项

疫苗对于人体来说是一种异物,因此,接种后会刺激身体产生一系列反应,如低热、烦躁、嗜睡、食欲不振等,这些反应属正常现象,不需特殊处理。

接种疫苗前,要仔细观察婴幼儿的身体状况,是否可以接种,如果婴幼儿出现过敏、感冒、发热、患有皮肤病等情况,最好等他恢复健康之后再去接种疫苗。要注意,所有疫苗在患病时暂缓注射。

接种完疫苗后,必须让婴幼儿在接种场所休息30分钟,观察是否有过敏等异常反应,不可以擅自提前离开。

免疫接种后的家庭护理:

1. 接种疫苗回家后,应该观察婴幼儿的情况,如果婴幼儿出现高热、皮疹、荨麻疹、注射局部出现青紫或惊厥等异常情况,一定要及时带婴幼儿去医院就诊。

2. 接种疫苗后当天不能洗澡,避免揉搓接种处,以免出现红肿硬结,导致婴幼儿不适。

3. 接种疫苗后避免去人口密集的场所,防止感染。

4. 如果接种疫苗后出现严重的不良反应,则以后不要再打此类疫苗。

四、不适宜接种疫苗的情况

不是任何人在任何时候都可以进行预防接种的。婴幼儿自身的身体状态与疫苗接种后的反应有密切的关系。在带婴幼儿进行预防接种时,一定要把婴幼儿当时的身体状态详细并如实地告知医生,并且最好携带相关病例检查资料。由医生根据具体情况,确定是否能够进行预防接种。

在进行预防接种前,应了解婴幼儿有无过敏史及禁忌证,对有过敏史及禁忌证的婴幼儿不接种或暂缓接种。禁忌证分为相对禁忌、绝对禁忌和特殊禁忌三种。

1. 相对禁忌证是指正患活动性肺结核、腹泻、发热、急性传染病等。因为如果此时接种疫苗,婴幼儿可能会出现比较大的副作用,对婴幼儿会非常不利,所以照养人一定要如实向医生和护士反映婴幼儿的真实状况,能接种则接种,不能接种则推后,待病情缓解,恢复健康后即可接种。

2. 绝对禁忌证是指任何生物制品都不能接种,比如有明确过敏史者,患有自身免疫性疾病、恶性肿瘤、神经病、免疫缺陷的患儿。这些婴幼儿接种疫苗可能会诱发出现严重的感染,或者出现代谢危象引起生命危险,这种情况不能接种。

3. 特殊禁忌证是指某一种生物制品特有的,不是所有生物制品都不能接种,比如结核病患儿不能接种卡介苗;有惊厥史的婴幼儿不能接种百白破三联疫苗;有神经系统疾病的婴幼儿不应接种含有全细胞的百白破疫苗、流脑疫苗、乙脑疫苗;有免疫缺陷病或使用免疫抑制剂的婴幼儿不应接种活疫苗等。

第三节　0—3岁婴幼儿常见呼吸系统传染病的家庭护理及预防

呼吸系统传染病是指病原微生物通过呼吸道侵入易感人体,并随呼吸道分泌物(如飞沫、痰液等)继续向外传播,侵入另一易感人体的传染性疾病。呼吸道传染病种类很多,本节重点介绍水痘、猩红热、婴幼儿急疹、流感这四种常见传染病。

一、水痘的家庭护理及预防

水痘是由水痘—带状疱疹病毒引起的一种急性呼吸道传染病,传染性很强。一年四季都可发病,以冬春季节发病较多,6—48个月婴幼儿发病率最高。一次得病,终身不会再患水痘,一般经过治疗后效果很好,可恢复身体健康。

(一)传染源

水痘患者和隐性感染者是水痘传染源,从水痘出疹前1—2天至水痘干燥结痂的时间段都具有传染性,主要病原体是水痘—带状疱疹病毒。

(二)传播途径

1. 呼吸道传播(空气传播)

水痘患者和隐性感染者咳嗽或打喷嚏时,呼吸道中的病菌通过呼吸道飞沫喷射到空气中,婴幼儿吸入带有病菌的空气,就有可能感染水痘。

2. 接触传播

婴幼儿接触水痘患者和隐性感染患者的口鼻分泌物、皮疹分泌物,可能被病原体污染了的餐具、被褥、毛巾、玩具等物品时,都有可能被传染,从而患上水痘。

(三)表现

1. 潜伏期

水痘潜伏期一般2—3周,潜伏期内婴幼儿没有任何症状。

2. 发病期

(1)前驱期

潜伏期过后的1—2天,婴幼儿会出现发热、头痛、全身疲倦、食欲不振等症状。

(2)出疹期

婴幼儿出现皮疹时,首先出现在面部,其次是耳后、躯干及四肢;

水痘刚开始时是红色针尖大小的斑疹或者是小丘疹,之后迅速发展至米粒到豌豆大小的圆形鼓包,色泽明净如水泡,周围呈淡红色;

4—5天后水疱会逐渐干燥结痂;

1—3周后皮疹会脱痂,一般不会留下瘢痕。

(四)家庭护理

1. 及时就诊,按医嘱用药

当婴幼儿皮肤出现皮疹时,应及时带婴幼儿去正规医院就诊,在专业医生的指导下进行护理及治疗。

2. 严格隔离

对疑似或确诊患有水痘的婴幼儿,应该单间居室隔离。等到婴幼儿身上的疱疹全部结痂才能解除隔离,在此期间要避免与其他婴幼儿接触,家人应戴口罩,以免被婴幼儿传染。

3. 清洁消毒

(1)房间应开窗通风,保持空气流通和新鲜。

(2)患病的婴幼儿穿着的衣物应柔软而宽松,并经常换洗。应保持皮肤清洁,给婴幼儿勤剪指甲或戴手套,以免婴幼儿挠伤皮肤而导致皮肤发炎,使水痘进一步传染扩散。

(3)被褥及床单应保持干燥清洁。对接触水痘疱疹的衣服、被褥,毛巾、玩具及餐具等,根据情况分别采取洗涤、日晒、煮烫等方式进行消毒。

4. 加强家庭护理

(1)注意休息

患病婴幼儿应多饮水、卧床休息,必要时遵照医嘱使用降温药物。

(2)合理饮食

患病婴幼儿宜吃清淡、营养、易消化的食物,如米粥、面条、牛奶等,多吃水果蔬菜,保证营养,以减轻胃肠道负担。

(五)预防

1. 按时接种水痘疫苗,预防感染。

2. 平时加强身体锻炼,增强体质,提高抗病能力。

3. 合理饮食,保证营养。

4. 水痘流行期间尽量少让婴幼儿外出,尤其不要带婴幼儿前往人多的公共场所。

5. 避免接触水痘病人及其物品。

6. 居室开窗通风,保持空气新鲜。

7. 注意个人卫生清洁。

二、猩红热的家庭护理及预防

猩红热是一种由乙型溶血性链球菌引起的急性呼吸道传染病。一年四季都有发生,多于冬春季节流行,2—10岁儿童比较容易患病。有少数患儿会并发急性肾炎或风湿热等疾病,给婴幼儿的身体健康带来危害,需要积极预防猩红热的发生。

(一)传染源

猩红热患者和隐性感染患者是本病的传染源,主要病原体是乙型溶血性链球菌。

（二）传播途径

1. 呼吸道传播（空气传播）

猩红热患者和隐性感染患者咳嗽或打喷嚏时，呼吸道中的病菌通过呼吸道飞沫喷射到空气中，婴幼儿吸入带有病菌的空气就有可能感染猩红热。

2. 接触传播

婴幼儿接触猩红热患者或隐性感染患者的口、鼻分泌物，吃过或吃剩的食物，使用过的餐具、被褥、毛巾、玩具等物品，都有可能感染猩红热。

（三）表现

1. 潜伏期

猩红热潜伏期一般 2—5 天，潜伏期内婴幼儿没有任何症状。

2. 发病期

（1）前驱期

潜伏期过后，婴幼儿一般会出现突然高热（体温达 39℃ 以上）、脸色潮红、咽痛、头疼、精神及食欲不振等症状。

（2）出疹期

发病 24 小时左右开始出现皮疹，从耳后、颈部开始，出疹顺序为颈、胸、腹、背，扩展到四肢，1—2 天内遍及全身；

皮疹呈鲜红色针尖大小，均匀密集（图 6-3-1）。按压后皮疹可暂时呈苍白色，十秒钟后恢复正常（图 6-3-2）；

7 天后皮疹按出现的顺序消退，疹退后有明显的脱屑，皮肤不留下色素沉着；

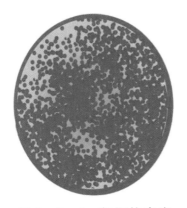　　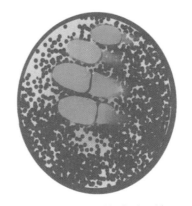

图 6-3-1　猩红热皮疹　　　图 6-3-2　猩红热皮疹（按压后）

发病的同时会出现舌头潮红,继而舌头伸出后表面会有红色颗粒隆起,像杨梅或草莓一样,又称"杨梅舌"或"草莓舌"(图6-3-3)。

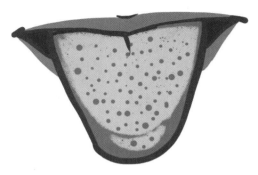

图6-3-3 杨梅舌/草莓舌

(四)家庭护理

1. 及时就诊,按医嘱用药

当婴幼儿皮肤出现皮疹时,应及时带婴幼儿到正规医院就诊,在专业医生的指导下进行护理及治疗。

2. 严格隔离

婴幼儿患猩红热后应隔离,家里只留一个照养人来照顾婴幼儿,且照养人照护时需时刻戴口罩,其他家人不要与婴幼儿接触,隔离到婴幼儿症状完全消失后的第7天。

3. 清洁消毒

(1)婴幼儿的房间要阳光充足,每天开窗通风换气,保持空气新鲜。

(2)婴幼儿出疹期间,要帮婴幼儿剪短指甲,不要让婴幼儿搔抓,以防抓伤皮肤。应给婴幼儿穿纯棉、宽大、柔软的衣服,衣物勤换洗,保持干净卫生。

(3)患病婴幼儿的衣服要用开水烫,洗净后晒干;被褥要拿到室外暴晒,餐具要消毒;玩具及其他物品可用肥皂水擦洗干净。

4. 加强家庭护理

(1)退热降温

发高热时多喝水,头部冷敷温湿毛巾降温,或在医生的指导下使用药物退热。

(2)注意休息

婴幼儿患病期间应卧床休息,尽量减少活动,有助于恢复健康,避免传染他人。

(3)合理饮食

要给婴幼儿吃容易消化又富有营养的食物,如小米粥、面片汤、鸡蛋汤等。少吃多餐,多吃蔬菜和水果,有利于病情的恢复。

(五)预防

1. 经常户外运动,增强婴幼儿的体质及抗病能力。

2. 传染病流行期间不到人群密集的地方,出门要戴口罩,不要接触患猩红热的婴幼儿,避免交叉感染。

3. 均衡膳食,保证营养。

4. 居室经常开窗通风,保持空气新鲜。

三、幼儿急疹的家庭护理及预防

幼儿急疹通常是人类疱疹病毒 6 型通过飞沫传播引起的急性呼吸道传染病。一年四季都会发生,春秋两季比较普遍。常发病于 4—24 个月左右的婴幼儿,尤其是 6—18 个月的婴幼儿。幼儿急疹病后可以获得较强的免疫力,再次患急疹的情况比较少。

(一)传染源

幼儿急疹患者和隐性感染者是本病传染源,主要病原体是人类疱疹病毒 6 型。

(二)传播途径

1. 呼吸道传播(空气传播)

急疹患者和隐性感染者咳嗽或打喷嚏时,呼吸道中的病菌通过呼吸道飞沫喷射到空气中,婴幼儿吸入带有病菌的空气,就有可能感染急疹。

2. 接触传播

身体接触急疹患者和隐性感染者的口鼻分泌物,皮疹分泌物,使用过被污染的餐具、被褥、毛巾、玩具等物品,经手进入口腔,也有可能感染婴幼儿急疹。

(三)表现

1. 潜伏期

幼儿急疹潜伏期一般为 5—15 天,潜伏期内婴幼儿没有任何症状。

2. 发病期

(1)前驱期

起病表现为突然发热,体温可高达到 39℃—40℃,持续发热 3—5 天后迅速恢复正常。在出疹前婴幼儿可能有呼吸道和消化道症状,如咳嗽、腹泻、耳痛、流涕、恶心、呕吐、腹泻等,伴有颈部淋巴结增大。

(2)出疹期

婴幼儿退热后几个小时至 1—2 天内出现皮疹。皮疹最初见于颈部及躯干,并迅速波及全身,以腰部、臀部为多。皮疹为大小不等、不规则的玫瑰色斑疹或斑丘疹,用手指压之褪色。皮疹通常在 1—2 天内消退,这叫"热退疹出",出疹消退后不会留下任何色素斑。

（四）家庭护理

1. 及时就诊，按医嘱用药

当婴幼儿皮肤出现皮疹时，应及时带婴幼儿到正规医院就诊，在专业医生的指导下进行护理及治疗。

2. 严格隔离

患病的婴幼儿应在家休息，进行隔离，避免传染其他婴幼儿。照养人照顾婴幼儿时需要戴口罩。

3. 清洁消毒

（1）患病婴幼儿居室要安静，空气新鲜流通。

（2）被子不能盖得太多。经常给婴幼儿更换衣服，保持皮肤的清洁卫生，经常给婴幼儿擦去身上的汗，以免着凉。

（3）被褥拿到室外暴晒，餐具煮沸消毒，玩具及其他物品用肥皂水擦洗干净。

4. 加强家庭护理

（1）退热降温

给发热的婴幼儿头部冷敷凉毛巾降温，或在医生的指导下使用药物退热。

（2）注意休息

卧床休息有利于恢复健康。

（3）合理饮食

及时给婴幼儿补充水分，多喝白开水；

少食多餐清淡易消化的流质及半流质饮食，如小米粥、面片汤、鸡蛋汤等，多吃富含维生素 C 的蔬菜和水果。

（五）预防

1. 平时，婴幼儿要多参加户外活动，增强体质及抵抗力。

2. 传染病高发季节，不宜让婴幼儿去人员密集的地方，尽量减少户外活动，注意不要接触患病婴幼儿，避免交叉感染。

3. 均衡饮食，保证营养。

4. 居室通风，保持空气新鲜。

四、流行性感冒的家庭护理及预防

流行性感冒简称流感，是由流行性感冒病毒引起的急性传染病，传染性强，传播速度快，发病期常有高热、头痛、全身酸痛、疲乏无力等明显的中毒症状和呼吸道炎症的表现。

（一）传染源

1. 以流感患者及隐性感染者为主要传染源，猪、牛、马等动物也可能传播流感。

2. 主要病原体是流行性感冒病毒，有甲、乙、丙三种，其中甲型流感病毒变异性最大，而且连续不断，10—15 年即发生较大的病例，出现新的亚型，因为人群对新的亚型没有免疫力，所以甲型流感多引起大流行。

（二）传播途径

呼吸道传播，主要是以空气中的飞沫传播为主。

（三）表现

1. 潜伏期

发病后 1—7 天有传染性，病初 2—3 天传染性最强。

2. 发病期

流感比较典型的症状有高热、头痛、咽痛、咳嗽、流涕、流泪、全身酸痛、疲乏无力、结膜咽部充血淋巴结肿大等。普通感冒也有这些症状，但很少会出现全身症状，如全身酸痛等。流感发热时温度比普通感冒要高，一般以高热为主，年龄越小，发热越高，高热可以导致婴幼儿脱水、惊厥。婴幼儿流感还会出现胃肠道症状，如恶心、呕吐、腹泻等表现。

流感还可能引起病毒性心肌炎、中耳炎、支气管肺炎及脑膜炎等多种并发症。

（四）家庭护理

1. 及时就诊，按医嘱用药

当婴幼儿出现发热、流涕、咳嗽等流感症状时，应及时带婴幼儿去正规医院就诊，在专业医生的指导下进行护理及治疗。

2. 严格隔离

患病的婴幼儿应在家休息，进行隔离，避免传染其他婴幼儿。

3. 清洁消毒

（1）室内通风，保持空气新鲜。

（2）居室进行紫外线空气消毒。

4. 加强家庭护理

（1）退热降温

给发热的婴幼儿头部冷敷凉毛巾降温，或在医生的指导下使用药物退热。

（2）注意休息

卧床休息有利于恢复身体健康。

（3）合理饮食

及时给婴幼儿补充水分，多喝白开水，促进体内毒素的排出；

少食多餐清淡易消化、有营养的流质及半流质饮食，如小米粥、面片汤、鸡蛋汤等，多吃富含维生素 C 的蔬菜和水果。

（五）预防

1. 预防接种流感活疫苗或减毒活疫苗，减少感染几率。

2. 注意室内外环境卫生，经常开窗换气，保持空气新鲜。做好空调消毒，保持良好的卫生环境。

3. 经常进行户外活动，积极参加体育锻炼，增强体质，提高身体抵抗力。

4. 注意防寒保暖，及时添衣，防止受凉。

5. 传染病流行季节尽量不出门，如果外出要戴口罩，尽可能不去公共场所。外出回到家，首先要用流动的水冲洗双手，减少手传播病毒的机会。

第四节　0—3 岁婴幼儿常见消化系统传染病的家庭护理及预防

消化系统传染病是指一些病原微生物经口进入胃肠道进行传播的传染性疾病。被病原体污染的水和食物被摄入人体内进入肠道，引发了肠道传染病，另外，婴幼儿的手被污染后又接触口、餐具等，也会造成病菌经口进入肠道，引发肠道传染病。肠道传染病的种类很多，在这里只重点介绍常见的手足口病及细菌性痢疾。

一、手足口病的家庭护理及预防

手足口病是由肠道病毒引起的，以手、足、口及臀部出现水疱样皮疹或溃疡为特征的一种急性传染性疾病。一年四季均可发病，每年 4—7 月及 8—11 月份是手足口病高发季节，发病人群以 6—60 个月儿童为主。病毒还会侵犯心、脑、肾等重要器官。少数婴幼儿会出现心肌炎、脑炎、无菌性脑膜炎等并发症，严重危及婴幼儿的生命。

（一）传染源

手足口病患者和隐性感染者是本病传染源，主要病原体是肠道病毒 71 型和柯萨奇病毒 A16 型。

（二）传播途径

1. 呼吸道传播（空气传播）

手足口病患者和隐性感染者咳嗽或打喷嚏时，呼吸道中的病菌通过呼吸道飞沫喷射到空气中，婴幼儿吸入带有病菌的空气，就有可能感染手足口病。

2. 接触传播

婴幼儿身体接触手足口病患者和隐性感染者的口鼻分泌物，皮疹分泌物，粪便或使用过的被污染的餐具、被褥、毛巾、玩具等物品时，都有可能感染手足口病。

（三）表现

1. 潜伏期

手足口病潜伏期一般为 3—7 天，潜伏期内婴幼儿没有任何症状。

2. 发病期

（1）前驱期

发病急，会出现发热、咳嗽、咽痛、流鼻涕、恶心呕吐、腹泻、食欲不振、烦躁及精神差等症状。

（2）出疹期

发病 1—2 天后口腔黏膜及手、足和臀部、肛门周围皮肤出现疱疹；

疱疹周围会有炎性红晕，疱内有透明液体，疱疹大小不等，似米粒或黄豆；

疱疹一般在一周左右消退。

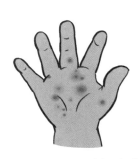 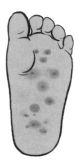 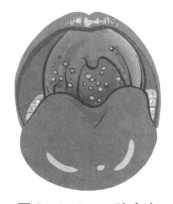

图 6-4-1 手部疱疹　　图 6-4-2 足部疱疹　　图 6-4-3 口腔疱疹

（3）并发症

少数严重的手足口病还会引起心肌炎、肺水肿、无菌性脑膜脑炎、脑炎等致命性并发症，患有并发症的婴幼儿即便存活下来，可能还会留有后遗症。

（四）家庭护理

1. 及时就诊，按医嘱用药

当婴幼儿手足口处的皮肤出现皮疹时，就应及时带婴幼儿去正规医院就诊，在专业医生的指导下进行护理及治疗。

2. 严格隔离

患病的婴幼儿应在家休息，进行隔离，避免传染其他婴幼儿。

3. 清洁消毒

（1）居室开窗通风，保持空气新鲜及流通。

（2）患病的婴幼儿要注意口腔清洁，多喝水及经常漱口。

（3）给婴幼儿勤洗手、勤剪指甲，防止婴幼儿因抓挠疱疹而造成皮肤破损或溃烂感染。

（4）注意消毒隔离，患病的婴幼儿应格外注意卫生，婴幼儿的粪便应马上处理。

（5）婴幼儿的用具、便盆、衣裤、被单等要及时清洁消毒。

4. 加强家庭护理

（1）退热降温

婴幼儿出现高热症状时，需在医生的指导下用药物退热。

（2）注意休息

被感染的婴幼儿要注意卧床休息。

（3）合理饮食

患病的婴幼儿多喝些温开水，吃清淡、稀软容易消化的食物，如米粥、面条、牛奶，吃富含维生素 C 的蔬菜、水果等食物，保证营养均衡。

（五）预防

1. 一定要勤用清水和肥皂洗手，如饭前便后、外出回家等都用流动的水（或洗手液）洗手；不要与他人共用毛巾、餐具或其他个人生活用品。不喝生水，不吃生冷食物，预防病从口入。

2. 本病流行期间，尽量不带婴幼儿去人口密集的公共场所。避免让婴幼儿与患病的婴幼儿或有可疑症状的人接触。

3. 保持家庭环境卫生，居室经常通风，勤洗衣物及晒衣被。

4. 要经常清洁和消毒家里经常接触的物品(如家具、玩具和共用物品)。

5. 合理饮食,均衡营养。

6. 平时多进行户外活动,增强体质及抵抗力。

二、细菌性痢疾的家庭护理及预防

急性细菌性痢疾是婴幼儿常见的肠道传染病。在急性细菌性痢疾中,部分患儿缺乏一般急性菌痢应有的肠道症状,而以全身症状为主,这种病症被称为中毒性菌痢。若急性细菌性痢疾病程超过两个月,则转为慢性痢疾。

(一) 传播源

传染源包括患者和带菌者,主要病原体是痢疾杆菌。

(二) 传染途径

以肠道传染为主。痢疾杆菌随患者或带菌者的粪便排出,经过被病菌污染的手、食品、水源和生活物品传播,或经过苍蝇、蟑螂等虫媒方式传播,从易感人群的口进入其消化道,使易感人群被传染。

(三) 表现

患病婴幼儿发病初期都有发热现象,且一般以高热多见;

在发热的同时,相继出现肠道表现,如腹泻和腹痛,每天排便可多达 10—30 次,但粪便的量不多,典型的粪便为脓性或脓血便,也可为黏液便。腹痛出现的同时伴有便意,排便后又想排便,总有排不尽的感觉,这种情况称为"里急后重";

还伴有胃肠道症状,如频繁呕吐,腹胀,食欲不振等表现。

(四) 家庭护理

1. 及时就诊,按医嘱用药

当婴幼儿出现发热、腹泻,大便为黏液及脓血便等症状时,应及时带婴幼儿到正规医院就诊,在专业医生的指导下进行护理及治疗。

2. 严格隔离

应对患病的婴幼儿进行严格隔离,避免传染其他婴幼儿。

3. 清洁消毒

(1)饭前便后勤洗手,且应用抑菌液洗手;

（2）做好患病婴幼儿的消毒隔离,如使用的餐具、水杯等要经常煮沸消毒;

（3）勤洗勤换衣物及被褥单,床单被褥应在日光下暴晒;

（4）居室开窗通风,保持空气新鲜。

4. 加强家庭护理

（1）臀部护理

注意患病婴幼儿的臀部护理,频繁的腹泻容易导致臀部出现尿布皮炎。婴幼儿每次排便后,用温水冲洗臀部,使用干爽的棉布或纱布蘸干,清洁后涂抹护臀膏,保护皮肤,预防尿布皮炎。

（2）注意休息

注意休息,保证婴幼儿充足的睡眠,有利于恢复体力。

（3）合理饮食

腹泻期间要鼓励婴幼儿多喝水,少量多餐,吃营养丰富、容易消化的清淡食物,如米粥、面条或软饭、蛋花汤、牛奶等,以及富含维生素 C 的蔬菜、新鲜水果等,以保证机体所需的热量和营养。避免在腹泻时变化食物品种。6 个月以内患病婴儿继续母乳喂养。

（五）预防

1. 提倡母乳喂养,注意卫生条件,做好奶瓶与餐具的消毒工作。婴幼儿使用的玩具、触摸到的家具都要及时清洁干净。照养人喂婴幼儿吃奶或吃饭前,一定要把手洗干净,保持清洁卫生。

2. 多让婴幼儿进行户外运动,增强婴幼儿自身的抵抗力。

3. 细菌性痢疾患病途径是粪—口传播,含有痢疾杆菌的粪便污染了食物或饮料,而这些被污染的食物或饮料又被易感人群吃了进去,这样就会引起细菌性痢疾。因此,必须注意饮食卫生,注意食品必须新鲜,不吃变质、腐烂、过夜的食物,存放在冰箱的熟食和生食不能过久,熟食应再次高温加热。

4. 均衡饮食营养,平时多喝水。生吃的瓜果要洗净,蔬菜用清水浸泡半小时再清洗后食用,要注意饮食卫生。

5. 天气好的时候,室内多开窗通风,多晾晒被褥。让婴幼儿勤洗手,饭前便后要勤用香皂彻底洗净双手。外出及跟别人接触后,一定要先洗手,养成良好的卫生习惯。

6. 传染病流行期间,不要带婴幼儿去人员密集的场所,避免接触患病的婴幼儿,减少婴幼儿间的接触传染。

本章图片来源

本章图片均由康乐绘制。

本章主要参考文献

1. 胡仪吉.儿童常见病防治[M].北京：中国协和医科大学出版社,2009.

2. 崔焱,仰曙芬.儿科护理学(第六版)[M].北京：人民卫生出版社,2017.

3. 王卫平,孙锟,常立文.儿科学(第九版)[M].北京：人民卫生出版社,2018.

4. 陈荣华,赵正言,刘湘云.儿童保健学(第五版)[M].南京：江苏凤凰科学技术出版社,2017.

第七章

托育机构的卫生
保健制度

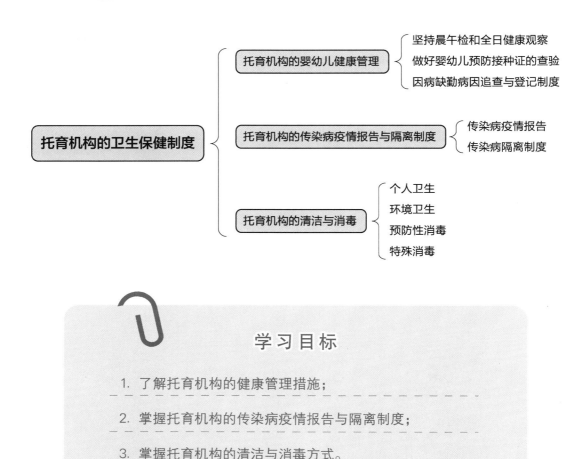

尽管我国婴幼儿的照护绝大多数是在家庭中进行,但仍有一定比例的城镇双职工家庭有托育服务的迫切需求。目前我国接受托育服务的婴幼儿家庭比例仅占 4.6%。今后国家将大力推动多种形式的婴幼儿托育服务。托育机构作为婴幼儿的集体生活场所,做好托育机构内的清洁与消毒是保障婴幼儿健康成长的重要一环。为此,2019 年 10 月,国家卫生健康委在其颁布的《托育机构管理规范(试行)》中重点强调了以下几点卫生保健的相关管理内容:

★ 托育机构应当按照有关托儿所卫生保健规定,完善相关制度,切实做好婴幼儿和工作人员的健康管理,做好室内外环境卫生。

★ 托育机构应当坚持晨午检和全日健康观察,发现婴幼儿身体、精神、行为异常时,应当及时通知婴幼儿监护人。

★ 婴幼儿患病期间应当在医院接受治疗或在家护理。

★ 托育机构应当建立卫生消毒和病儿隔离制度、传染病预防和管理制度,做好疾病预防控制和婴幼儿健康管理工作。

第一节　托育机构的婴幼儿健康管理

一、坚持晨午检和全日健康观察

(一) 观察和询问

观察(婴幼儿精神状态、呼吸情况、口唇皮肤颜色等)和询问(有无发热、咳嗽、呕吐、腹泻等症状)到机构的每个婴幼儿,了解婴幼儿的出勤、健康状况。

(二) 检查咽部情况

让婴幼儿张大嘴巴,暴露咽部,观察其口腔黏膜、咽部及扁桃体有无充血、红肿、化脓及疱疹等情况。如果婴幼儿的咽部没有完全暴露出来,可用右手拿压舌板轻压婴幼儿的舌根部,左手用手电筒照射婴幼儿口腔内,协助观察。

(三) 报告机构疫情报告人

如果发现婴幼儿有传染病早期症状(比如发热、皮疹、咽周疱疹、腹泻、呕吐、黄疸等)时,需及时报告机构疫情报告人。

(四) 排查

托育机构疫情报告人要进一步排查,以确保做到早发现、早报告可能的传染病病人。

对早晨到托幼机构的每个婴幼儿进行观察、询问,了解其出勤、健康状况。发现有传染病早期症状(如发热、皮疹、咽周疱疹、腹泻、呕吐、黄疸等)以及疑似传染病病人时,及时报告托幼机构的疫情报告人,疫情报告人要进一步排查,以确保做到对传染病病人的早发现、早报告。

晨检应在托幼机构疫情报告人的指导下进行。午检同晨检,坚持全日健康观察,发现婴幼儿身体、精神、行为异常时,应当及时通知婴幼儿监护人。

二、做好婴幼儿预防接种证的查验

加强托幼机构的传染病预防控制工作,督促照养人按免疫程序和要求完成儿童预防接种。做好婴幼儿预防接种证的查验,配合疾病预防控制机构做好托幼机构儿童常规接种、群体性接种或应急接种工作。

三、因病缺勤病因追查与登记制度

应当密切关注婴幼儿的出勤情况,对于因病缺勤的婴幼儿,了解其患病情况和可能的病因,如怀疑有传染病,需及时报告给机构疫情报告人。机构疫情报告人接到报告后应及时追查婴幼儿的患病情况和可能的病因,以尽早发现传染病病人,并将结果记录在登记日志上。

第二节　托育机构的传染病疫情报告与隔离制度

一、传染病疫情报告

如果发现婴幼儿所患疾病为传染病,应按规定进行报告。

(一) 报告内容及时限

1. 在同一宿舍或者同一班级,1天内有3例或者连续3天内有多个婴幼儿(5例以上)患病,并有相似症状(比如发热、皮疹、咽周疱疹、腹泻、呕吐、黄疸等)或者共同用餐、饮水史时,机构疫情报告人应当在24小时内报出相关信息。

2. 当机构发现传染病病人或疑似传染病病人时,机构疫情报告人应当立即报出相关信息。

3. 如果个别婴幼儿出现不明原因的高热、呼吸急促或剧烈呕吐、腹泻等症状时,机构疫情报告人应当在24小时内报出相关信息。

4. 机构发生群体性不明原因疾病或者其他突发公共卫生事件时,机构疫情报告人应当在24小时内报出相关信息。

（二）报告方式

当婴幼儿被诊断为传染病时或有突发公共卫生事件发生时,机构疫情报告人应当以最方便的通讯方式(电话、传真等)向属地疾病预防控制机构(农村机构需向乡镇卫生院防保组)报告,同时,向属地教育行政部门报告。

二、传染病隔离制度

对患传染病的儿童,应嘱其于家中或医院中治疗,待恢复健康,取得医院证明后解除隔离,才可恢复入托。对患非传染病的儿童,可嘱其于家中护理或医院治疗,待其疾病完全恢复,可继续入托。对传染病接触者,要密切观察,及时发现异常。

第三节　托育机构的清洁与消毒

做好托幼机构内环境卫生、各项日常清洁卫生和消毒工作。发现传染病病人或疑似传染病人时,相关班级要重点消毒管理。

一、个人卫生

儿童日常生活用品专人专用,保持清洁。要求每人每日 1 巾 1 杯专用,每人 1 床位 1 被。

培养儿童良好的卫生习惯。饭前便后应当用肥皂、流动水洗手,早晚洗脸、刷牙,饭后漱口,做到勤洗头洗澡换衣、勤剪指(趾)甲,保持服装整洁。

工作人员应当保持仪表整洁,注意个人卫生。饭前便后和护理儿童前应用肥皂、流动水洗手;上班时不戴戒指等饰品,不留长指甲;不在园(所)内吸烟。

二、环境卫生

1. 托幼机构应当建立室内外环境卫生清扫和检查制度,每周全面检查 1 次并记录,为婴幼儿提供整洁、安全、舒适的环境。

2. 室内应当有防蚊、蝇、鼠、虫及防暑和防寒设备,并放置在婴幼儿接触不到的地方。集中消毒应在婴幼儿离园(所)后进行。

3. 保持室内空气清新、阳光充足。采取湿式清扫方式清洁地面。保持卫生间的清洁通风、无异味,每日定时打扫,保持地面干燥。便器每次用后及时清洗干净。

4. 卫生洁具专用专放并有标记。抹布用后及时清洗干净,晾晒、干燥后存放;拖布清洗后应当晾晒或控干后存放。

5. 枕席、凉席每日用温水擦拭,被褥每月曝晒 1—2 次,床上用品每月清洗 1—2 次。

6. 保持玩具、图书表面的清洁卫生,每周至少进行 1 次玩具清洗,每 2 周图书翻晒 1 次。

三、预防性消毒

1. 活动室、卧室儿童活动室、卧室每日至少开窗通风 2 次,每次至少 10—15 分钟,每天用紫外线杀菌灯照射消毒 60 分钟。

2. 餐具在每餐使用前消毒,水杯每日清洗消毒,用水杯喝豆浆、牛奶等易附着于杯壁的饮品后,应当及时清洗消毒。

3. 使用的餐巾每次使用后消毒,擦手毛巾每日消毒 1 次。

4. 抹布要及时消毒。

5. 栏、门把手、水龙头等婴幼儿易触摸的物体表面每日消毒 1 次,玩具和图书等每周定期消毒,便盆、坐便器与皮肤接触部位、盛装吐泻物的容器要及时消毒。

6. 使用符合国家标准或规定的消毒器械和消毒剂。环境和物品的预防性消毒方法应当符合要求。

托育机构预防性消毒的具体操作步骤详见《0—3 岁婴幼儿保育指导手册》第六章第一节。

四、特殊消毒

当机构出现传染病、呼吸道、消化道等疾病时需要特殊消毒。

1. 使用含有效氯 500—1 000 mg/L 的消毒液对环境及各类家具、玩具进行特殊消毒。物品表面用消毒液擦拭后需静置 10—30 分钟以上,玩具需在消毒液中浸泡 10—30 分钟以上。

2. 使用含有效氯 500—2 000 mg/L 的消毒液对衣物、毛巾和床上用品进行特殊消毒。物品需在消毒液中浸泡 30 分钟以上。

3. 患病婴幼儿的呕吐物及排泄物要在含有效氯 10 000 mg/L 的消毒液中浸泡 2 小时后倒入化粪池。

4. 便器要在含有效氯 2 000 mg/L 的消毒液中浸泡 30 分钟。

托育机构特殊消毒的具体操作步骤详见《0—3岁婴幼儿保育指导手册》第六章第二节。

本章主要参考文献

1. 中华人民共和国国家卫生健康委员会.医疗机构消毒技术规范[Z].2012.
2. 中华人民共和国卫生部.托儿所幼儿园卫生保健工作规范[Z].2012.
3. 人力资源和社会保障部中国就业培训技术指导中心.育婴员(高级)[M].北京：中国劳动社会保障出版社,2013.

致　谢

在系列课程开发过程中，华东师范大学周念丽教授团队、首都儿科研究所关宏岩研究员团队、中国疾病预防控制中心营养与健康所黄建研究员团队、CEEE团队养育师课程建设项目工作人员为最终成稿付出了巨大的努力和心血，在此致以崇高的敬意和衷心的感谢！北京三一公益基金会、北京陈江和公益基金会、澳门同济慈善会（北京办事处）率先为此系列课程的开发提供了重要和关键的资助，成稿之功离不开三方的大力支持，在此表示诚挚的感谢！也衷心感谢华东师范大学出版社在系列教材出版过程中给予的大力支持和协助！另外，尽管几经修改和打磨，系列教材内容仍然难免挂一漏万，不足之处还请各位读者多多指教，我们之后会持续地修改和完善这套系列教材！

最后，我还想特别感谢一直以来为CEEE婴幼儿早期发展研究及系列课程开发提供重要资助和支持的基金会，没有他们的有力支持，我们很难在这个领域潜心深耕这么久，衷心感谢（按照机构拼音的首字母排列）：澳门同济慈善会（北京办事处）、北京亿方公益基金会、北京三一公益基金会、北京陈江和公益基金会、北京情系远山公益基金会、北京观妙公益基金会、戴尔（中国）有限公司、福特基金会、福建省教育援助协会、广达电脑公司、广州市好百年助学慈善基金会、广东省唯品会慈善基金会、郭氏慈善信托、国际影响评估协会、和美酒店管理（上海）有限公司、亨氏食品公司、宏基集团、救助儿童基金会、李谋伟及其家族、联合国儿童基金会、陆逊梯卡（中国）投资有限公司、洛克菲勒基金会、南都公益基金会、农村教育行动计划、瑞银慈善基金会、陕西妇源汇性别发展中心、上海煜盐餐饮管理有限公司、上海胤胜资产管理有限公司、上海市慈善基金会、上海真爱梦想公益基金会、深圳市爱阅公益基金会、世界银行、思特沃克、TAG家族基金会、同一视界慈善基金会、携程旅游网络技术（上海）有限公司、依视路中国、徐氏家族慈善基金会、亚太经济合作组织、亚太数位机会中心、云南省红十字会、浙江省湖畔魔豆公益基金会、中国儿童少年基金会、中国青少年发展基金会、中山大学中山眼科医院、中华少年儿童慈善救助基金会、中南成长股权投资基金。